신종 바이러스감염증 예방과 치료를 위한 한방진료전략

신종 바이러스 감염증 예방과 치료를 위한 한방진료전략

센토클리닉 원장 **센토 세이시로** 著 · 경희대학교한방병원 조교수 **권승원** 譯

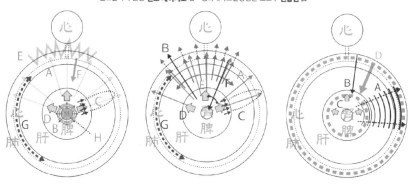

코로나 바이러스 출현으로 팬데믹이 현실화!
"사람은 생물로써 바이러스와 어떻게 싸우고 있는가"

청홍

한방약 투여 추천 플로

(그림은 1회 분량을 표시하였고, 표준적인 하루 분량으로 표시함. 상황에 따라 용량을 조절함.)

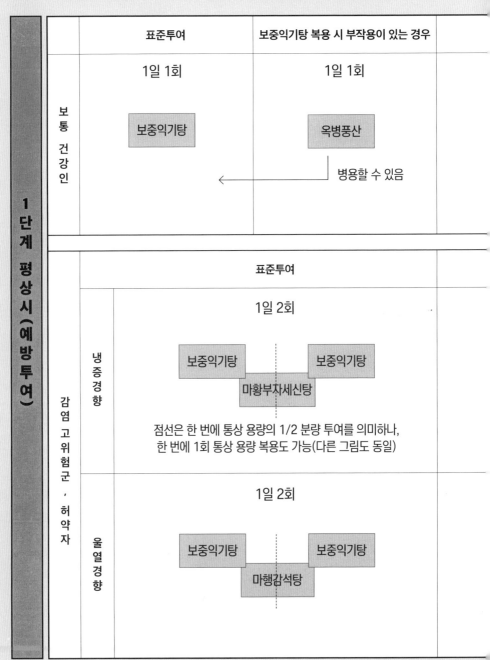

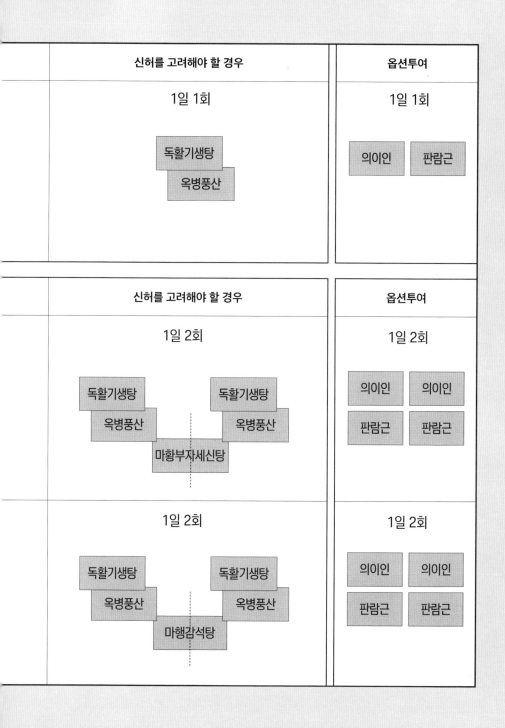

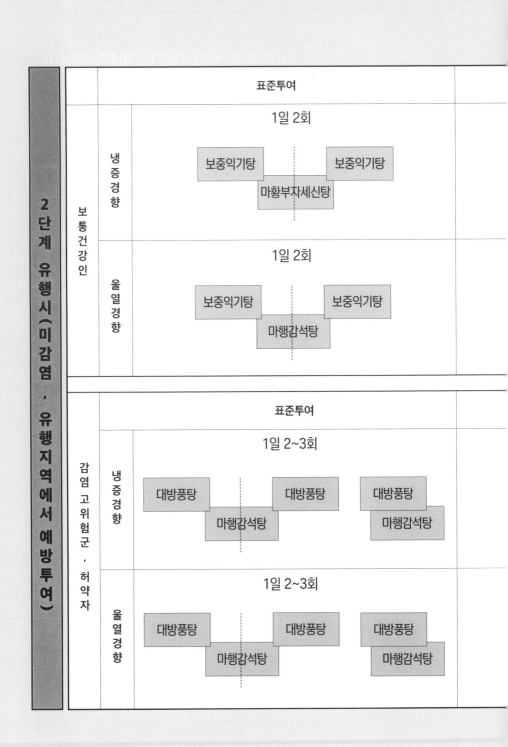

2 단계 유행시(미감염, 유행지역에서 예방투여)

보통건강인		표준투여
	냉증경향	1일 2회
	울열경향	1일 2회

보중익기탕 / 보중익기탕 / 마황부자세신탕

보중익기탕 / 보중익기탕 / 마행감석탕

감염고위험군, 허약자		표준투여
	냉증경향	1일 2~3회
	울열경향	1일 2~3회

대방풍탕 / 마행감석탕 / 대방풍탕 / 대방풍탕 / 마행감석탕

대방풍탕 / 마행감석탕 / 대방풍탕 / 대방풍탕 / 마행감석탕

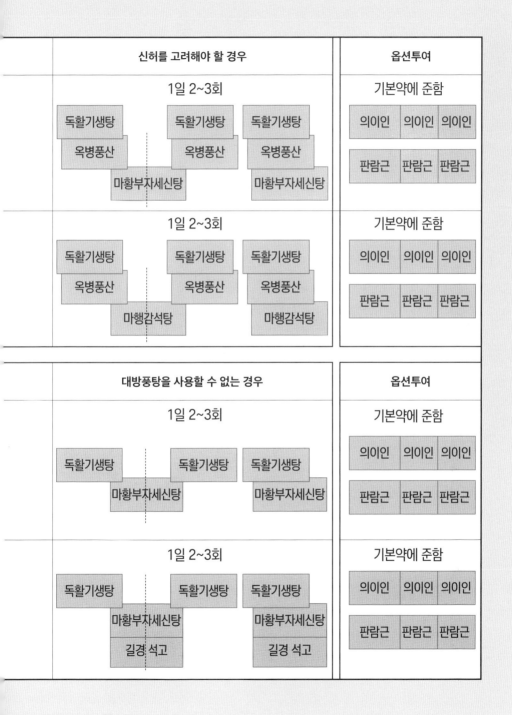

신허를 고려해야 할 경우	옵션투여
1일 2~3회	기본약에 준함

독활기생탕 / 옥병풍산 / 독활기생탕 / 옥병풍산 / 독활기생탕 / 옥병풍산 / 마황부자세신탕 / 마황부자세신탕

의이인 의이인 의이인 / 판람근 판람근 판람근

| 1일 2~3회 | 기본약에 준함 |

독활기생탕 / 옥병풍산 / 독활기생탕 / 옥병풍산 / 독활기생탕 / 옥병풍산 / 마행감석탕 / 마행감석탕

의이인 의이인 의이인 / 판람근 판람근 판람근

대방풍탕을 사용할 수 없는 경우	옵션투여
1일 2~3회	기본약에 준함

독활기생탕 / 독활기생탕 / 독활기생탕 / 마황부자세신탕 / 마황부자세신탕

의이인 의이인 의이인 / 판람근 판람근 판람근

| 1일 2~3회 | 기본약에 준함 |

독활기생탕 / 독활기생탕 / 독활기생탕 / 마황부자세신탕 / 마황부자세신탕 / 길경 석고 / 길경 석고

의이인 의이인 의이인 / 판람근 판람근 판람근

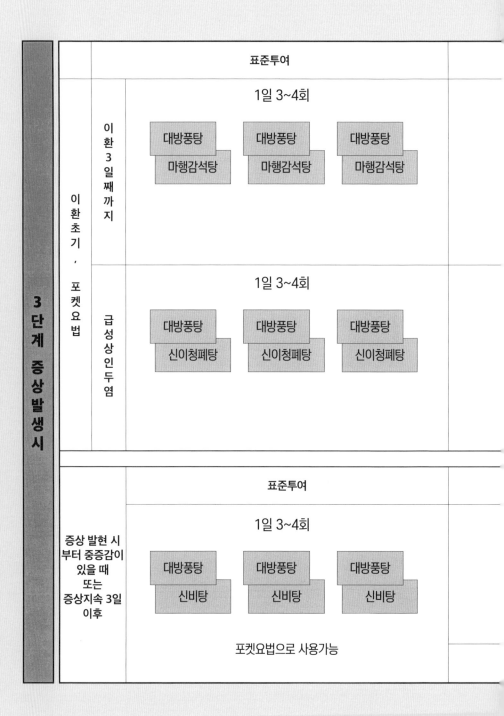

3 단 계 증 상 발 생 시	이 환 초 기 , 포 켓 요 법	이 환 3 일 째 까 지	표준투여		
			1일 3~4회		
			대방풍탕 마행감석탕	대방풍탕 마행감석탕	대방풍탕 마행감석탕
		급 성 상 인 두 염	1일 3~4회		
			대방풍탕 신이청폐탕	대방풍탕 신이청폐탕	대방풍탕 신이청폐탕
	증상 발현 시 부터 중증감이 있을 때 또는 증상지속 3일 이후		표준투여		
			1일 3~4회		
			대방풍탕 신비탕	대방풍탕 신비탕	대방풍탕 신비탕
			포켓요법으로 사용가능		

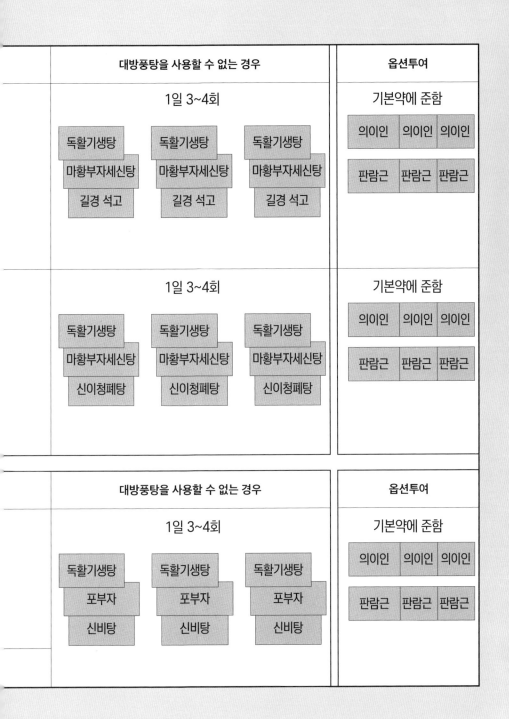

대방풍탕을 사용할 수 없는 경우	옵션투여
1일 3~4회 독활기생탕 마황부자세신탕 길경 석고 독활기생탕 마황부자세신탕 길경 석고 독활기생탕 마황부자세신탕 길경 석고	**기본약에 준함** 의이인 | 의이인 | 의이인 판람근 | 판람근 | 판람근
1일 3~4회 독활기생탕 마황부자세신탕 신이청폐탕 독활기생탕 마황부자세신탕 신이청폐탕 독활기생탕 마황부자세신탕 신이청폐탕	**기본약에 준함** 의이인 | 의이인 | 의이인 판람근 | 판람근 | 판람근
대방풍탕을 사용할 수 없는 경우 **1일 3~4회** 독활기생탕 포부자 신비탕 독활기생탕 포부자 신비탕 독활기생탕 포부자 신비탕	**옵션투여** **기본약에 준함** 의이인 | 의이인 | 의이인 판람근 | 판람근 | 판람근

증상소실 후, 애프터케어	주위에서 유행중	표준투여	
		1일 1~2회	
		대방풍탕　　　　　대방풍탕	
		복용하기 힘들다고 느낄 때는 바로 중지할 시기!	
	체력회복	표준투여	
		1일 1~3회	
		보중익기탕	

대방풍탕을 사용할 수 없는 경우	옵션투여
1일 1~2회	기본약에 준함
독활기생탕 / 포부자 독활기생탕 / 포부자	의이인 판람근
복용하기 힘들다고 느낄 때는 바로 중지할 시기!	

신허를 고려해야 할 경우	옵션투여
1일 1~3회	기본약에 준함
독활기생탕	의이인 판람근

2020년 코로나바이러스감염증(COVID-19)의 등장으로 귀에 익숙하지도 않았던 '팬데믹'이 현실이 되어 세계를 덮치고 있습니다. '치료법이 없다'고 하는데, 지금 이 순간 이보다 더 큰 임팩트를 가진 말이 있을까요?

이 소동이 일단락된다 해도, 재유행 또는 신종 바이러스가 앞으로 몇 번이든 다시 등장할 수도 있지 않을까요?

2005년경 인체 조류인플루엔자 바이러스(H5N1) 감염이 확인되고 팬데믹 가능성이 제기되었을 때, 어떤 분께서 "한방약으로 치료할 방법은 없나요?"라며 상담을 요청해 왔는데, 그때 고안해 둔 전략이 이 책의 기초가 되었습니다.

팬데믹 상황에서 세계를 구할 목적이라면, 한방 고유의 변증론치(辨證論治)로 개개의 증례를 분석하여 증(證)에 맞춘 개별 치료를 생각해가는 방법은 그다지 의미가 없을 것 같습니다. 담당할 의료인 수, 약제 물자의 전국적 공급도 고려해야 하고, 한방치료 경험이 전혀 없는 의료인이더라도, 누구나 손쉽게 적용할 수 있는 간단한 치료법을 생각해 두어야만 합니다. 기존에 이미 사용하고 있는 한방처방을 사용하여, 개인차를 넘어 신종 바이러스감염증에 공통적으로 적용할 한방치료, 그리고 그것을 이용하여 신종 바이러스감염증이 발생하지 않도록 예방해 가야겠죠.

그래서 주목한 것이 '우리 인간은 살아 있는 생명체로써 바이러스와 어떻게 싸우는가?'였습니다. 치료약을 생각하려면 바로 우리 인체의 원리를 먼저 제대로 살펴봐야 합니다. 약이 해야 할 일은 바로 우리 몸이 스스로 해결해 보려 하는 어떤 힘을 응원하고 보조해 주는 것입니다. 이것이 바로 동양의학의 기본개념이기도 하며, 한방으로만 가능한 치료, 그리고 예방책입니다.

우리가 신종 바이러스감염증을 두려워하는 것은 자칫하다 생명을 잃게 될 수 있기 때문입니다. 바이러스로부터 생명을 구할 수단을 생각하려면, 우선 그 바이러스와 싸우기 전에 '살아 있는' 시스템이 그 바이러스에 어떻게 대응하는지 생각해 봐야만 합니다. 치료학을 넘어, 동양의학이 가지고 있는 인체 시스템에 관한 생리관을 활용하여, 팬데믹

상황에서 목숨을 구하는데 도움이 될 전략을 만들어 보았습니다.

고안 당시에는 강연회 형태로 여러 의료인들에게 소개할 기회를 가지기도 했고, 그 강연에서 치료 실전과 원내 감염방지책을 함께 다루기도 했습니다. 저 자신도, 일상진료에 이 방식을 활용하고 있습니다.

팬데믹이 현실이 된 지금, 이 방식을 보다 많은 분들과 공유하고, 보다 널리 보급하고 싶어, 책의 형태로 세상에 내어놓게 된 점, 기쁘게 생각합니다.

독자 여러분들 그리고 이 사회에 큰 도움이 되길 기원합니다.

이 책을 쓸 때 오데라 토시유키 씨의 막대한 배려가 큰 도움이 되었습니다. 깊은 감사의 인사를 드립니다.

센토클리닉 센토 세이시로

차례

자신에게 맞는 한방약이라면, 무엇이든 항바이러스약

..

저희 클리닉에서는 모든 과 질환에 한방약을 적용하고 있습니다. 다양한 질환이나 호소를 해결하기 위해 환자분들이 방문하는데, 코로나 사태가 일어난 뒤 자주 듣는 말이 "코로나에 듣는 한방약은 없나요?"나 "코로나에 잘 듣는 한방약을 주세요"입니다. 이 책에서 소개할 한방전략에서는 각 환자의 개별차를 생각하지 않고 누구에게나 보편적으로 사용할 수 있는 한방약 사용법을 제안했습니다. 그렇다고 해서, 이 책에 등장한 한방약만이 바이러스에 잘 듣는 것이라 오해해서는 안 됩니다. 이 처방들이 바이러스에 잘 듣는 것이 아니라, 이 처방들을 통해, 우리 몸이 바이러스와 잘 싸울 수 있게 되므로, 좋은 결과가 나올 수 있게 되는 것입니다. 바이러스와 싸우는 것은 우리 몸 스스로이기 때문에, 개별 상태에 맞춰 그 몸을 좋은 상태로 만들 수 있는 한방약이라면, 어떤 한방약이든, 그 사람에게는 코로나바이러스감염증에 잘 듣는 약이 되는 것입니다.

그래서 저는 평소 잘 듣던 한방약이 있는 분이라면, '지금 드시고 계신 그 약이 바로 코로나바이러스감염증약입니다'라고 대답하고 있습니다.

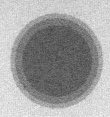

신종 바이러스감염증과의 싸움

　치료법이 없는 신종 바이러스감염증 앞에서 우리 의료인들은 어떻게 대처해야 할까요?

　치료법이 없는 이상, 의료인도 일반인과 다를 것이 없습니다. 그럼, 어떻게 하면 좋을까요?

　무엇보다, 1985년 전후 필자가 의과대학을 졸업할 무렵의 의학상식으로는 바이러스 감염에는 치료법이 없으니, 최대한 걸리지 않도록 접촉을 피하며, 걸렸다면 … 쉬고, 오로지 살아남기 위해 힘쓰고 …. 그렇습니다, 우리 몸이 알아서 바이러스를 극복하길 기다릴 수밖에 없고, 혹시라도 생명이 위태롭다면 의학적 수단을 동원하여 보조할 수밖에 없습니다.

　바이러스에 감염된 뒤, 중증화된다면 대증요법으로 기기를 사용한 생명유지를 도모할 수는 있더라도, 근본적으로 핵심은 각 개체의 생명력에 맡겨두는 소극적 치료전략에 매달릴 수밖에 없는 것입니다. 이는 예나 지금이나 하나도 변하지 않았습니다. 항바이러스제나 백신 같은 것을 이용한 치료도 그 작용기전을 보면, 사실 모두 생체 면역력에 기반하고 있는 것이므로, 치료법 유무에 관계없이, 바이러스감염증에 대한 승리 여부는 생체기능에 의해 결정됨은 변함이 없다 할 수 있습니다.

　격리, 외출자제, 마스크, 손 씻기, 방호복.

　신종코로나 바이러스감염증과의 싸움이라며 물리적 접촉을 피하는 전략은 인간의 교류를 통해 만들어져 가는 사회에 큰 혼란을 야기합니다. '치료법이 없다!'는 이 한 마디가 이 싸움방식을 더욱 강조하게 만들어 갑니다. 그런데 정말로 어떤 방법도 없는 것일까요?

바이러스와의 싸움 현장은 단순히 바이러스라는 '물체'와 접촉하는 곳이 아니라, 바이러스의 생명력과 인간의 생명력이 대치하며, 그 생명체들이 서로 부딪치는 곳에서부터 시작되는 것입니다. 바이러스와 접촉하지 않는 전략 외에, 혹시 접촉하더라도 걸리지 않는, 걸리더라도 증상이 발생하지 않도록 하는, 증상이 발생하더라도 중증으로 가지 않게 하는, 사망하지 않는 신체를 만들어가는 전략이야말로, 사람도 사회도 구하는 전략일 것입니다. 바꿔 말하면, 바이러스에게 일방적으로 당하지 말고, 바이러스와 공존하면서도, 끝까지 살아남을 수단을 가지고 있어야 한다는 것입니다.

그러기 위해서는 생체 고유의 방어기능을 높여야만 합니다. 치료의 창끝을 병원체를 향해 겨눌 것이 아니라, 치료 받는 쪽으로 향하게 하여, 바이러스와 직접 대결할 생체기능을 끌어올려, 외사(外邪)를 신체 안에서 공격할 수 있는 힘을 길러내는 전략이야말로 적극적인 치료로써 중요한 의의를 가진다고 생각합니다. 그 의미에서 생체기능에 작용할 수 있는 한방치료는 예방과 치료에 큰 보탬이 될 것이 분명합니다.

지금도 시중에서 여러 사람을 만나고 있는 일개 한방진료의의 시점에서 지금 바로라도 사람과 사회를 구하기 위해, 한방약을 활용하여, 한방치료 경험의 정도와 각 환자별 개인차에 관계없이 보편적인 수단으로써 바이러스로부터 목숨을 지킬 수 있는 치료법과 예방수단을 제안하고자 합니다.

A 추천 플로

(번호는 B항의 ①~④의 내용을 가리킨다)

A-1. 1단계: 평상시(예방투여)

보통은 '①'이면 됩니다.

감염 고위험군*허약자**에게는 '①'+'②'.

A-2. 2단계: 유행 시(미감염환자 예방, 유행지역 거주 시 예방)

-주위에서 유행하기 시작하면 '①'을 증량하면서 '①'+'②'를 표준 치료로 한다.

-감염 고위험군, 허약자, 가까운 지역에서 유행이 심해진 경우에는 모두 예방약①을 '대방풍탕' 또는 '독활기생탕+마황부자세신탕'으로 변경한다.

-①을 대방풍탕으로 대신 사용한 경우, ②를 마황부자세신탕으로 쓰면 부자가 중복 투약되므로, 온양(溫陽)의 필요성을 충분히 고려하여 신중히 투여하든지, 대방풍탕과 마행의감탕 조합으로 변경하여 사용한다.

-①을 독활기생탕+마황부자세신탕으로 사용한 경우, 타입에 관계없이(냉증경향, 울열경향) 마황이 들어있는 ②를 추가 투여할 필요는 없다.

울열경향에는 길경, 석고를 함께 사용하는 것도 가능하다.

-바이러스와의 싸움은 속도에서 승부가 갈린다. 일단 병에 걸리면, 적절히 대응할 시기를 놓칠 수도 있으므로 예방투여 시점부터 '③'을 3일분 정도 미리 처방하여, 항상 휴대하도록 하는 것이 좋다.

혹시라도 걸렸다 싶을 때 바로 주머니에서 '③'을 꺼내 복용하도록 지도한다(포켓요법).

A-3. 3단계: 증상발생 시

경~중등도 증상이라면 '③'부터.

대응시기를 놓치지 않도록 사전에 준비해 둔 '③'을, 이환 시 바로 스스로 복용하게 한다.

이환 후 '③'으로 호전 또는 경감되지 않을 경우, 3일간 '④'로 변경해서 사용한다.

이환 초기부터 중증감이 있을 때는 '④'부터 복용하기 시작한다.

A-4. 애프터케어: 종료방법, 회복 후 투여

'④' 해설을 참조.

증상발생 시, 치료 중에는 평소 다른 증상 치료 목적으로 복용 중이던 한방약은 중지하는 것이 바람직하다.

*감염 고위험군: 고령자, 소아, 영유아, 악성종양이나 만성호흡기질환이 있는 사람, 면역력을 낮추는 치료를 받고 있는 사람, 그외 생명력 쇠약경향이 있는 사람

**허약자: 평소 감기에 잘 걸리는 사람, 매년 독감에 걸렸던 사람, 상기도염이나 기관지염에 잘 걸리는 사람, 계절이 바뀔 때마다 컨디션이 무너지는 사람 등

B 처방해설

B-1. 증상발생 전 예방

　바이러스 같은 외사(外邪)를 표층에서 저지하고, 물리치는 것은 체표(體表)를 지키는 '위기(衛氣)'입니다. 위기란, 동양의학에서 체표의 면역 기능을 표현한 용어입니다. **(그림1)**

　인체를 상중하, 내외라는 일종의 층 구조로 살펴보면, 장기는 내측에서부터 체표 방향으로 신(腎), 비(脾), 간(肝), [심(心)], 폐(肺), 심(心)의 순서로 구조적, 기능적 배열을 이루고 있습니다. **(그림2** 상세한 내용은《표준 동양의학》센토 세이시로 저, 카네하라출판 참조)

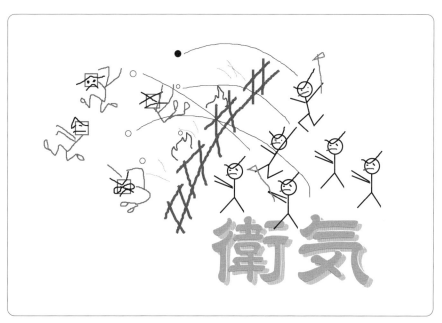

●그림1 위기(衛氣)

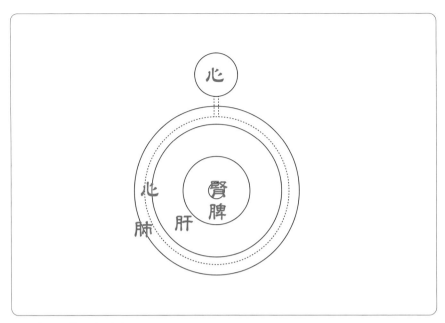

●그림2 오장(五臟) 배치도

'위기(衛氣)'는 가장 표층의 기능에 해당하므로 '위기'를 담당하는 것은 오장 중 표층에 위치한 '폐(肺)'입니다. '폐'는 현대의학에서 말하는 호흡기와 그 이상의 광범한 기능을 포괄하는 용어입니다. **(그림3)**

바이러스감염증을 예방하기 위해 '폐'의 작용을 충실하게 하는, 곧 '보폐(補肺)'작용을 가진 약재의 사용을 우선 검토합니다. 그 대표적인 약재가 황기입니다. 황기는 보폐작용과 함께, 이(裏)의 생체기능을 표층과 전신에 끌어내 공급하는 간기(肝氣)를 돋우는 '간기고무(肝氣鼓舞)' 작용도 있어, 표층 방어 시 공격요소를 강화하는 효과도 기대해 볼 수 있습니다. **(그림4)**

'폐'는 구조적으로 가장 표층에 위치하기 때문에 '폐' 기능을 강화하기 위해서는 최대한 생체기능을 표층까지 끌어내야 합니다. 이 작용을 '발양(發揚)'이라 하며, 바로 '간기(肝氣)'의 역할에 해당합니다. 간기는 심부에

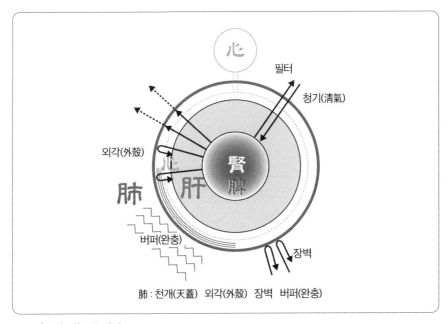

● 그림3 폐 기능의 개념

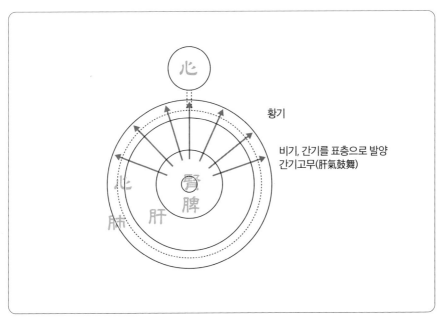

● 그림4 황기의 작용

서 표층으로 향하는 '발양'뿐 아니라, 표층에서는 발산작용을 하여 외사 대응 시 공격요원으로서 역할을 합니다.

간기를 강화하는 작용을 가지고 있는 대표적인 약재로는 시호, 승마가 있습니다. 이미 언급한 것처럼 황기도 이 간기를 불러일으킵니다.

생강은 간기(肝氣)보다 더 깊은 장소에 있는 비기(脾氣)를 체표로 이끌어 내는 작용을 가지고 있으며, 간기의 발양(發揚)과 외사공격을 보조합니다. 이런 작용이 일반 가정에서 감기에 생강탕을 사용하는 근거가 됩니다. (그림5)

이런 작용을 이용해 위기(衛氣) 강화를 도모합니다. 위병(衛兵)을 체표에 최대한 배치하여 예방선을 강하게 쳐두는 것입니다. 이 작용은 바이러스에 대한 대책일 뿐 아니라, 일반 세균감염, 환경변화에 따른 컨디션 이상 예방에도 큰 도움이 됩니다. (그림6)

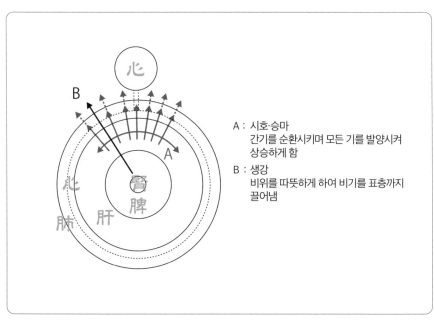

A : 시호·승마
간기를 순환시키며 모든 기를 발양시켜 상승하게 함

B : 생강
비위를 따뜻하게 하여 비기를 표층까지 끌어냄

●그림5 발양(發揚)

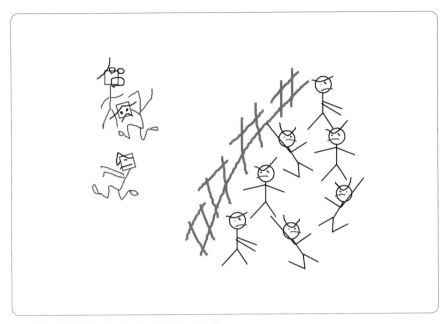

●그림6 위병을 보충하여 예방선을 튼튼하게!

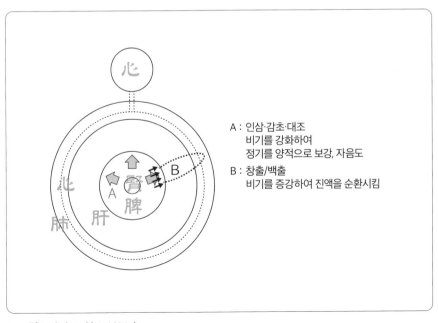

A : 인삼·감초·대조
　　비기를 강화하여
　　정기를 양적으로 보강, 자음도

B : 창출/백출
　　비기를 증강하여 진액을 순환시킴

●그림7 건비보기(健脾補氣)

반면, 심부에서 표층으로 위기를 유도하다 보면, 심부에 축적되어 있던 신체기능의 여유분을 끌어내어 소비하게 되므로 우리 몸에는 일종의 양적 부하로 작용하게 됩니다. 이 부담을 견뎌내기 위해, 신체 내부에서는 기의 생산을 늘리게 됩니다. 신체 내부에서 기를 생산하는 것은 '비(脾)'의 기능이며, 인삼, 창출/백출, 대조, 감초 같은 약재가 이 기능을 강화합니다. 비를 북돋아 기를 늘려주므로 '건비보기(健脾補氣)' 작용이라 표현합니다. 이것이 바로 원기를 보충하는 것입니다. (**그림7**)

① 예방약

①-1: 보중익기탕

이상의 요소를 겸비한 대표처방은 바로 보중익기탕입니다. (**그림8**)

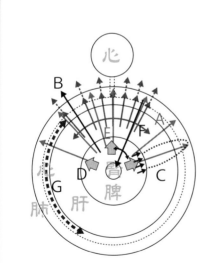

A : 황기 : 비기, 간기를 표층으로 발양
B : 생강 : 비위를 따뜻하게 하여 비기를 표층까지 끌어냄
C : 백출/창출
        비기를 증강하여 진액을 순환시킴
D : 인삼·감초·대조
        비기를 강화하여 정기를 양적으로 보강, 자음도
E : 시호·승마
        간기를 순환시키며 모든 기를 발양시켜 상승하게 함
F : 진피 : 중초의 기를 순환시켜 폐, 비, 대장의 기를 하강시키며, 습을 처리
G: 당귀 : 간혈을 순환시킴

●그림8 보중익기탕

보중익기탕은 고대 중국전란시대의 기아와 피로를 배경으로 팬데믹에 가까운 열성질환이 발생하여 일족이 소멸하게 되었을 때, 이동원(李東垣)이 고안하여, 여러 사람을 구한 처방입니다. 바이러스 자체를 공격하기에는 사실 역부족이나, 정기(正氣)를 끌어올려 싸움에 유리한 조건은 만들어 줄 수는 있어, 예방수단으로는 꽤 도움이 됩니다.

- 예방목적으로 신규 투여 또는 평소 복용하던 처방에 추가하거나 일부 변경하여 투여한다.
- 치료목적으로 사용할 때는 보중익기탕의 작용이 필요한 병태가 무엇인지 판단하여 투여하는 자세로 해야 하지만, 예방목적 사용에서는 '보폐(補肺), 발양(發揚), 건비보기(健脾補氣)'작용을 쓰고자 하는 것으로, 위기(衛氣)의 방어력을 강화하려는 것이기 때문에 체질이나 처방 적응증을 깊이 생각할 필요는 없다. 이 처방의 작용을 인체에 추가해 주는 것이라고 생각하면 되겠다. 바이러스감염증 예방을 원하는 사람이나 필요로 하는 사람에게 폭넓게 사용할 수 있다.
- 예방목적이므로 통상 용량인 1일 3회보다는 1일 1~2회 정도면 된다.
  평소 감기에 잘 걸린다면 3~4(취침 전도 추가)회/일까지 증량할 수 있다. 주위의 유행 정도에 맞춰 증량한다. (자가 조정 가능)
- 기의 충실도에 따라 본 처방 복용 후 불면경향, 변비경향, 화끈거림 경향 등의 불편감이 생기기도 한다.
  그럴 때는 2회째 복용시간을 조금 앞당겨 복용한다. (불면일 경우) 복용횟수, 1회 복용량을 줄이는 등, 불편감이 사라질 때까지 감량하여 복용해 본다.
- 소량 복용해도 불편감이 남는다면, 예방복용이 꼭 필요치 않은 것으로 생각하여 복용을 중단하든지, ①-2 옥병풍산을 사용해 본다.
  만약, 휴약하기로 결정할 경우, 주위 유행 시나 증상 발생 시부터,

③이나 ④에 해당하는 대응을 한다.

①-2: 옥병풍산

황기에 방풍을 추가하여 위기(衛氣)를 강화하며, 보폐(補肺)와 기의 생산을 겸하게 하기 위해 백출을 배치한 것이 옥병풍산입니다. 보중익기탕 대신 사용하거나, 위기를 더욱 강화할 목적으로 보중익기탕과 병용할 수도 있습니다. (그림9)

일본에서 출시된 엑기스제 첨부 문서의 '효능 효과'에는 '신체허약으로 잘 피로한 다음 증상: 허약체질, 피로권태감, 도한'이라 적혀 있습니다.

①-3: 독활기생탕+옥병풍산

고령 환자이거나 신허(腎虛) 경향이 있는 사람의 경우, '독활기생탕+옥

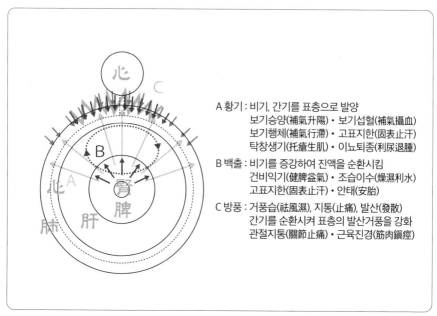

A 황기 : 비기, 간기를 표층으로 발양
보기승양(補氣升陽)·보기섭혈(補氣攝血)
보기행체(補氣行滯)·고표지한(固表止汗)
탁창생기(托瘡生肌)·이뇨퇴종(利尿退腫)

B 백출 : 비기를 증강하여 진액을 순환시킴
건비익기(健脾益氣)·조습이수(燥濕利水)
고표지한(固表止汗)·안태(安胎)

C 방풍 : 거풍습(祛風濕), 지통(止痛), 발산(發散)
간기를 순환시켜 표층의 발산거풍을 강화
관절지통(關節止痛)·근육진경(筋肉鎭痙)

● 그림9 옥병풍산

병풍산'을 예방수단으로 사용합니다.

독활기생탕에는 두충, 상기생, 우슬, 세신, 계피, 지황으로 신기(腎氣)를 강화하는 작용 외, 진교, 독활, 방풍, 세신, 계피, 생강으로 체표의 발산(發散)을 강화하며, 건비보기(健脾補氣, 인삼, 복령, 감초), 양혈활혈(養血活血, 지황, 작약, 당귀, 천궁) 작용이 겸해져 있어 생체기능의 토대를 강화합니다. (**그림10**)

발산계 성분이 함유되어 있지만, 위기(衛氣) 강화에는 황기를 사용하는 것이 좋으므로, 옥병풍산을 병용합니다.

일본에서 출시된 독활기생탕 엑기스제 첨부 문서의 '효능 효과'에는 '쉽게 피로하며, 자주 하지가 냉한 다음 증상: 요통, 관절통, 하지저림과 통증'이라 적혀 있습니다.

①-4: 의이인, 판람근

예방투여 옵션으로 의이인과 판람근을 ①-1~3에 추가하여 사용할 수도 있습니다.

- 의이인은 건비(健脾), 이습(利濕), 배농(排膿)작용 외, 사마귀에 자주 사용되는데, 신(腎)의 면역력을 높여주는 작용이 있는 것으로 알려져 있습니다. 하지만 신속하면서도 강력한 공격작용이 있는 것은 아니므로, 바이러스 감염 급성기에 사용하기 보다는 면역력 증진을 목적으로 예방을 위해 복용하도록 하는 것이 보다 적합합니다. (**그림11**)
- 판람근은 청열해독작용(淸熱解毒作用)이 있으며, 항균, 항바이러스작용을 발휘하고, 면역력을 향상시키는 것으로 알려져 있습니다. 예방 복용하기에 적합한 작용입니다.

②감염 고위험군을 위한 추가사항

감염 고위험군이나 허약자에게는 표층 방어력을 더욱 튼튼히 하기 위해

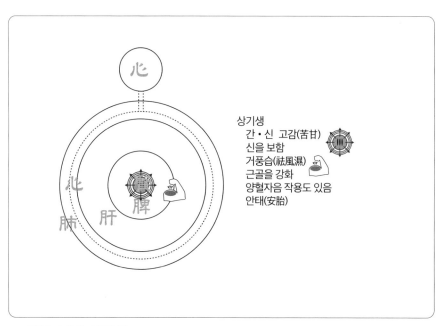

● 그림10-1 독활기생탕(1)

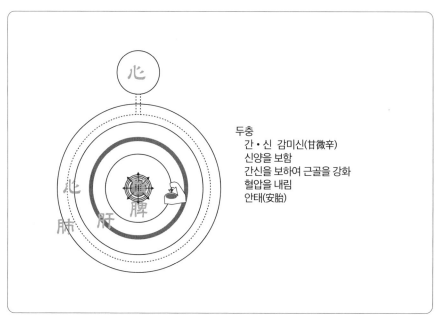

● 그림10-2 독활기생탕(2)

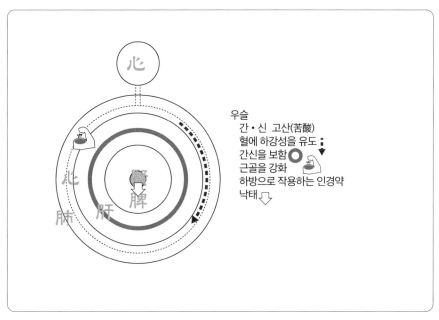

우슬
간·신 고산(苦酸)
혈에 하강성을 유도
간신을 보함
근골을 강화
하방으로 작용하는 인경약
낙태

●그림10-3 독활기생탕(3)

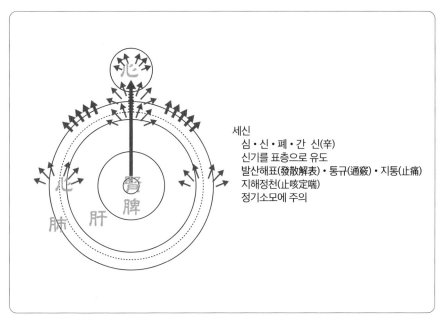

세신
심·신·폐·간 신(辛)
신기를 표층으로 유도
발산해표(發散解表)·통규(通竅)·지통(止痛)
지해정천(止咳定喘)
정기소모에 주의

●그림10-4 독활기생탕(4)

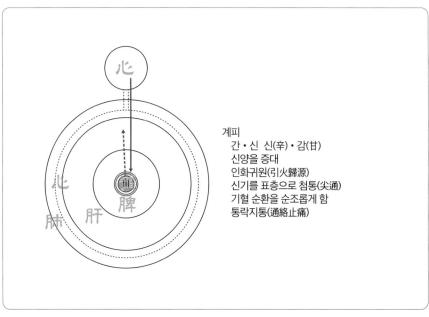

계피
  간 · 신 신(辛) · 감(甘)
  신양을 증대
  인화귀원(引火歸源)
  신기를 표층으로 첨통(尖通)
  기혈 순환을 순조롭게 함
  통락지통(通絡止痛)

● 그림10-5 독활기생탕(5)

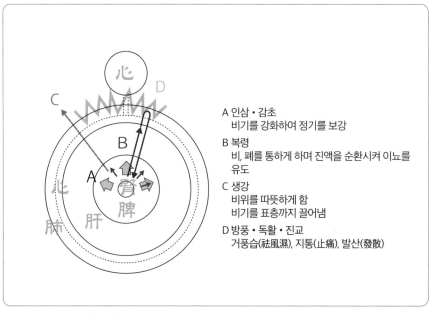

A 인삼 · 감초
  비기를 강화하여 정기를 보강

B 복령
  비, 폐를 통하게 하며 진액을 순환시켜 이뇨를 유도

C 생강
  비위를 따뜻하게 함
  비기를 표층까지 끌어냄

D 방풍 · 독활 · 진교
  거풍습(祛風濕), 지통(止痛), 발산(發散)

● 그림10-6 독활기생탕(6)

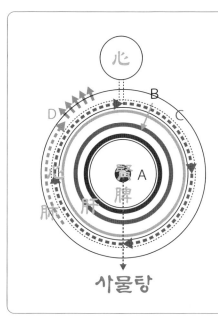

A 지황 : 음혈을 증가시킴

B 작약 : 진액을 증가시킴
숙강조절(肅降調節)

C 당귀 : 혈을 순환시킴
혈을 증가시킴
윤장통변(潤腸通便)

D 천궁 : 혈을 순환시켜 상방으로 유도

● 그림10-7 독활기생탕(7)

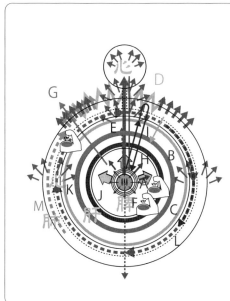

A 상기생 : 신을 보하여 거풍습(祛風濕)
강근골(强筋骨) 양혈자음(養血滋陰) 안태(安胎)

B 두충 : 신양 · 간신을 보하여 강근골
혈압을 내림, 안태(安胎)

C 우슬 : 혈을 하강성으로 유도
간신을 보하여 근골을 강화
하방으로 인경약, 낙태

D 방풍 · 독활 · 진교 : 거풍습(祛風濕), 지통(止痛), 발산(發散)

E 세신 : 신기를 표층에 유도
발산해표(發散解表) · 통규(通竅) · 지통(止痛)
지해평천(止咳平喘)

F 계피 : 신양을 증가시켜 인화귀원(引火歸源)
신기를 표층으로 첨통(尖通)
기혈 순환을 순조롭게 하여 통락지통(通絡止痛)

G 생강 : 비위를 따뜻하게 함
비기를 표층까지 끌어냄

H 인삼 · 감초 : 비기를 강화하여 정기를 보강

I 복령 : 비, 폐를 통하게 하며 진액을 순환시켜 이뇨를 유도

J 지황 : 음혈을 증가시킴

K 작약 : 진액을 증가시킴
숙강조절(肅降調節)

L 당귀 : 혈을 순환시킴
혈을 증가시킴
윤장통변(潤腸通便)

M천궁 : 혈을 순환시킴
상방으로 유도

● 그림10-8 독활기생탕(8)

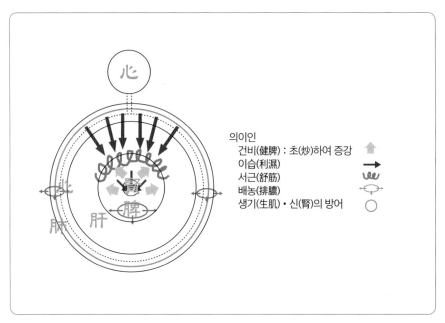

의이인
건비(健脾) : 초(炒)하여 증강
이습(利濕)
서근(舒筋)
배농(排膿)
생기(生肌)・신(腎)의 방어

● 그림11 의이인의 작용

마황으로 위병(衛兵) 백업을 도모합니다. 마황은 신체방어를 위한 생체기능을 내측에서 표층으로 유도해 내는 작용이 있습니다. 위병뿐 아니라 군대나 식품반 등, 신체에 필요한 물자를 모두 끌어내어 이동시키는 작용을 하는데, 이것을 '정기발월(正氣發越)'이라 표현합니다. (**그림12**)

마황을 함유한 처방을 사용할 때는 신체 상태를 고려해서 결정합니다.

②-1: 마황부자세신탕

냉증경향(몸이 차가워 수<水>의 움직임이 악화된 상태: 냉증, 다뇨, 코막힘, 부종)인 사람에게는 열을 늘려주는 부자를 함유한 마황부자세신탕을 사용합니다. (**그림13, 그림14**)

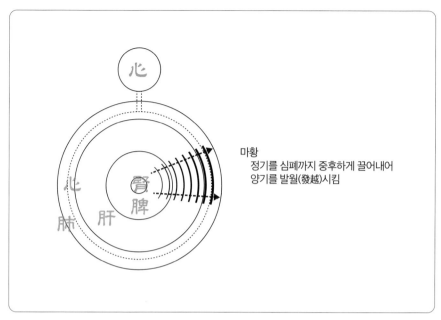

마황
정기를 심폐까지 중후하게 끌어내어
양기를 발월(發越)시킴

●그림12 **마황의 작용**

②-2: 마행감석탕

　울열(鬱熱)경향(열이 뭉쳐져 건조경향: 상열감, 피부나 비인후부 건조감이나 얼얼한 느낌, 갈증)인 사람에게는 석고로 뭉쳐진 열을 식히기 위해 마행감석탕을 사용합니다. (**그림15, 그림16**)

　가래 같이 진액의 울체로 판단되는 소견이 있을 때는 여기에 추가로 상백피를 추가한 오호탕을 사용합니다. (**그림17**)

　• 마황의 공격적 요소가 생체기능의 소모로 이어질 수 있으므로, 예방목적 투여 시 용량은

　　① (보중익기탕이나 독활기생탕+옥병풍산) 사용량 대비 1/2 내지 1/3 비율이 좋다.

　　복용해 봐서 컨디션이 좋으면, ①과 동일용량으로 증량할 수도

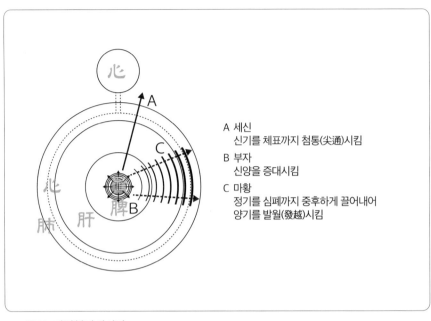

A 세신
　신기를 체표까지 첨통(尖通)시킴

B 부자
　신양을 증대시킴

C 마황
　정기를 심폐까지 중후하게 끌어내어
　양기를 발월(發越)시킴

●그림13 마황부자세신탕

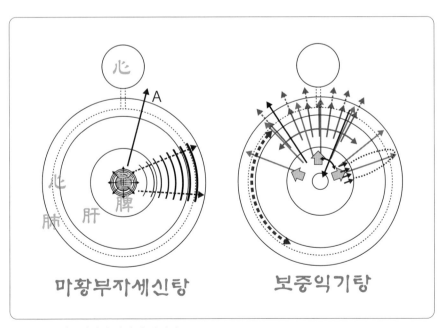

마황부자세신탕　　　보중익기탕

●그림14 냉증경향인 사람의 예방약

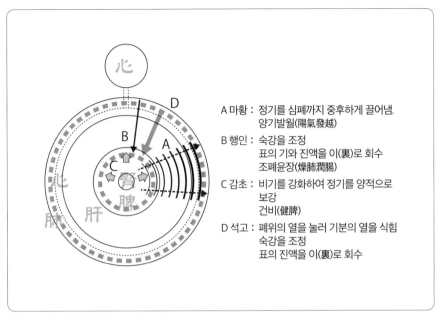

A 마황 : 정기를 심폐까지 중후하게 끌어냄.
　　　　양기발월(陽氣發越)

B 행인 : 숙강을 조정
　　　　표의 기와 진액을 이(裏)로 회수
　　　　조폐윤장(燥肺潤腸)

C 감초 : 비기를 강화하여 정기를 양적으로
　　　　보강
　　　　건비(健脾)

D 석고 : 폐위의 열을 눌러 기분의 열을 식힘
　　　　숙강을 조정
　　　　표의 진액을 이(裏)로 회수

● 그림15　마행감석탕

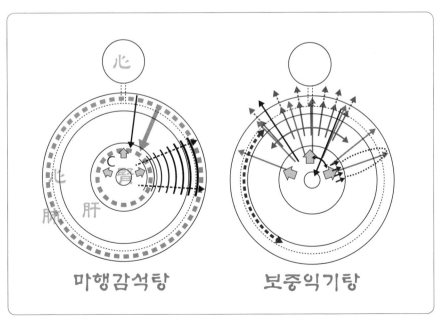

마행감석탕　　　　보중익기탕

● 그림16　울열경향인 사람의 예방약

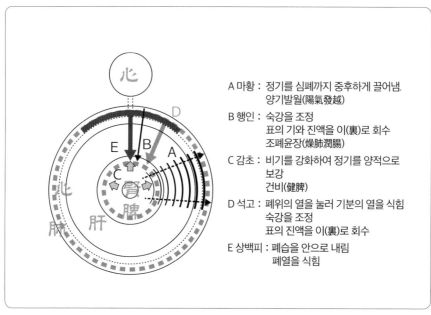

A 마황 : 정기를 심폐까지 중후하게 끌어냄.
　　　　양기발월(陽氣發越)
B 행인 : 숙강을 조정
　　　　표의 기와 진액을 이(裏)로 회수
　　　　조폐윤장(燥肺潤腸)
C 감초 : 비기를 강화하여 정기를 양적으로
　　　　보강
　　　　건비(健脾)
D 석고 : 폐위의 열을 눌러 기분의 열을 식힘
　　　　숙강을 조정
　　　　표의 진액을 이(裏)로 회수
E 상백피 : 폐습을 안으로 내림
　　　　　폐열을 식힘

●그림17 오호탕

있지만, 마황에 의한 정기(正氣) 소모가 있을 수 있음을 고려하여 주의 깊게 경과를 관찰한다.

- 일본에서 출시된 엑기스제 첨부 문서 상 '효능 효과와 병명'은 다음과 같다.
　마황부자세신탕 '감기, 기관지염'
　마행감석탕 '소아천식, 기관지천식, 기관지염'
　오호탕 '기침, 기관지천식'

B-2. 증상발생 시

바이러스는 일반세균이나 이물질과는 달리, 표층에서 화려한 사정투쟁(邪正鬪爭)이 그다지 일어나지 않고 신체로 침입하는 것이 특징입니다. 신종코로나 바이러스감염증(COVID-19)의 경우, 특히 그런 경향이 심하며,

무증상 상태로 이환되어, 그런 환자들이 전파의 매개체로 작용하며 감염이 확대되고 있습니다. 동양의학적으로 보면, 일반적인 방어기능은 외부에서의 침입에 대해 표층기능을 담당하는 '폐(肺)'가 방어를 담당하고, 각각의 침입부위에서 밖으로 바이러스를 배출하려는 수단(땀, 눈물, 재채기, 콧물, 기침, 가래)을 이용해 가능한 얕은 곳에서 대처하여 몸속 깊은 곳으로 침입해 가는 것을 막아내는 식으로 대처합니다. 소화관에 들어간 바이러스에 관해서는 설사 같은 수단이 활용됩니다. 항체에 의한 체액성면역도 그중 한 종류라 볼 수 있습니다.

아직 항체를 가지고 있지 않은 바이러스나 자외선 등은 '폐'를 통한 방어와 배출기능을 비켜가기 때문에 신체 내부나 세포 내로 쉽게 침입하며, 그 중심에 있는 세포핵에까지 다다르게 됩니다. 자외선은 유전자 변성을 일으켜 세포기능을 억제 변성시킵니다. 바이러스는 유전자 조작을 통해 세포기능을 조작하여 스스로를 재생 증식함과 동시에 숙주 세포를 파괴하고, 신체기능장애를 일으킴으로써 생명위기를 초래합니다. 세포기능에 침입하여 유전정보수준의 기능을 조절하는 것은 동양의학적으로 생각해 보면, 신체 기초기능을 담당하는 '신(腎)'의 기능이 손상된 것임을 의미합니다. (그림18, 그림19)

인플루엔자로 대표되는 호흡기 바이러스감염증의 증상을 보면, '인두통, 콧물, 코막힘, 기침, 가래' 같은 기도염증증상은 '폐'가 담당하는 표증(表證)이라 볼 수 있고, 보통 감기와 겹치는데, 인플루엔자의 특징인 '비교적 급속히 나타나는 오한, 고열, 두통, 등이나 사지 근육통, 관절통, 전신관절통' 같은 전신증상은 그 증상이나 부위의 특징을 보았을 때, 심부기능에 관여하는 '신'과 관련이 깊은 증후임을 알 수 있습니다. COVID-19에서는 인플루엔자와 비슷한 전신증상은 있지만 비교적 가볍고, 치명증은 고열이나 뇌염보다는 폐렴 위주이기 때문에 '폐'의 영역에 머무르는 병태와 비슷한

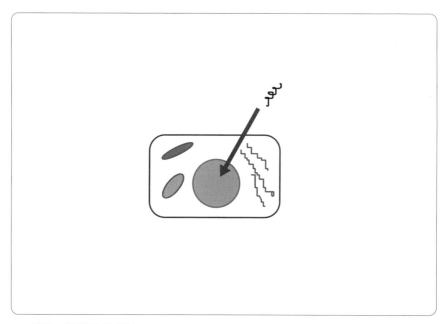

●그림18 바이러스의 침입

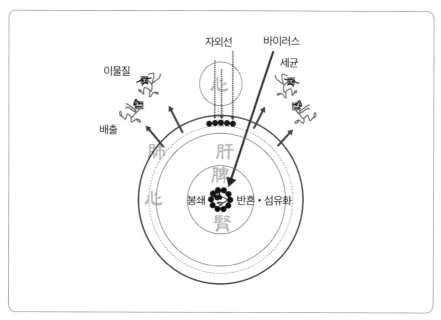

●그림19 폐(肺)와 신(腎)의 방어기능

것으로 받아 들일수도 있겠으나, 세균감염과 같이 화려한 폐렴소견은 아니고, 느닷없이 호흡부전으로까지 진행하는 패턴을 고려하면 폐점막표층에서의 사정투쟁은 적고, 간질성폐렴이나 폐섬유증 등과 비슷한, 폐 속 심부에 이상이 일어나는 병태로 이해할 수 있겠으며, 이것 역시도 '신(腎)'의 기능영역에 가해진 공격으로 생각됩니다. 일반적인 바이러스감염증의 대부분은 증상은 격심하더라도, 자연 치유되는 반면, 항체 미획득상태인 경우(곧, '폐'의 방어, 배출기능이 작동하지 않고 '신'에까지 영향을 미침)나 독성이 강한 것이 생명을 위협하는 것은 그 바이러스가 '신'에 친화성이 강한 병원체이기 때문입니다.

'신(腎)'은 '선천지본(先天之本)'으로 표현되듯 생명력의 근원을 저장하고 있으며, 신체기능의 변화와 기초를 일생에 걸쳐 좌우하는 존재로 신기(腎氣)의 성쇠에 따라 탄생, 종언이 좌지우지되는 생명의 근원으로 볼 수 있습니다. 생명에 위기가 닥쳤을 때, 신기(腎氣)가 일어나, 개개의 세포를 활성화함과 동시에 심부 면역력으로 방어력을 발휘합니다. 세포성면역 등도 그 일부로 볼 수 있습니다.

이런 점에서 바이러스감염증의 발생과 중증화에는 표층뿐 아니라 심부의 방어기능과 관련이 깊은 신기허(腎氣虛)가 배경에 있다고 추측됩니다. 일반적인 계절성 인플루엔자 사망사례에는 '고령자: 폐렴, 영유아: 뇌염'이 많다는 것은 이미 다들 알고 계실 것입니다. '신'의 기세가 약한 사람이 희생되는 경향이 있는 것입니다. COVID-19 일본 내 사망 사례는 연령에 비례하는 형태이며, 젊은 층에서는 적은 편인데, 이것은 신기(腎氣)를 쉽게 침범하는 COVID-19의 특성일지도 모릅니다. 기초질환을 가지고 있는 사람이 이환 또는 중증화가 많다는 점은 COVID-19과 신기가 큰 관련이 있음을 보여주는 사실이라고 생각합니다.

어쨌든, 바이러스가 '신(腎)'에 영향을 미쳐, 생명을 위협한다는 점을 생각해 보면, 일단 발생하게 되면 예방책에서 주로 사용했던 '폐(肺)'를 위주로 도움을 주는 배출이나 표층 처리 전략에서 '신'에 대한 배려를 위주로 한 전략으로 신속히 변경해야 함을 알 수 있습니다. 특히 감염 고위험군의 생명을 지키기 위한 전략이나 이환 기왕력이 없는 신종 바이러스감염증에 대한 전략을 세울 때는 더욱이 '신'이 중요합니다.

신체 내부에서 생명을 위협하는 존재에 대한 방어기능은 '신(腎)'이 담당합니다. '신'의 방어기능에 스위치를 켜서, 투쟁모드로 기능하게 하려면 신기(腎氣), 특히 '신'의 '열(熱)'이 중요합니다. 부자, 건강, 계피, 세신 같은 약재가 '신'의 열을 증강시키고, 두충, 상기생, 음양곽 등도 '신'의 기세를 강화하는 작용을 가지고 있습니다.

③발생초기

이환 직후/초기 1~2일 각각의 상용량

③-1: 대방풍탕+마행감석탕

이상의 관점에 기반하여, 이환 시 가장 먼저 선택할 수 있는 처방은 대방풍탕입니다. (**그림 20**)

대방풍탕에 함유된 부자, 두충, 건강이 신기(腎氣)를 일으키고, 특히 부자, 건강으로 신양(腎陽)을 증강하며, 이(裏)의 방어력을 투쟁모드로 만들어줍니다. 황기의 보폐(補肺), 간기고무(肝氣鼓舞)로 위기(衛氣)를 증강하며, 방풍, 강활로 간기발양(肝氣發陽)을 강화하여 신기의 투쟁모드를 간기증강으로 더욱 강화할 수 있습니다. (**그림21, 그림22**)

인플루엔자 바이러스감염증 사망 원인 중 하나로 고열을 내며 바이러스와 투쟁한 결과 발생한 탈수나 신체소모, 고온에 따른 신경조직 손상 등이 있습니다.

바이러스와의 싸움에 따른 이러한 신체의 소모에 인삼, 창출, 대조, 감초

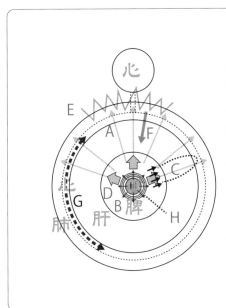

A 황기 : 비기, 간기를 표층으로 발양

B 부자 · 건강 · 두충 : 신을 따뜻하게 함 · 신기를 증강

C 창출 : 진액을 순환시킴 · 지통(止痛)

D 인삼 · 대조 · 감초 : 비기를 강화하여 정기를 양적으로 보강, 자음도

E 방풍 · 강활 : 거풍습(祛風濕), 지통(止痛), 발산(發散)

F 작약 : 숙강조절(肅降調節), 표층의 습을 끌어들여 진액대사를 순조롭게 함, 자음도

G 당귀 · 천궁 · 우슬 : 혈을 순환시킴

H 지황 : 신음을 보충

● 그림20 대방풍탕

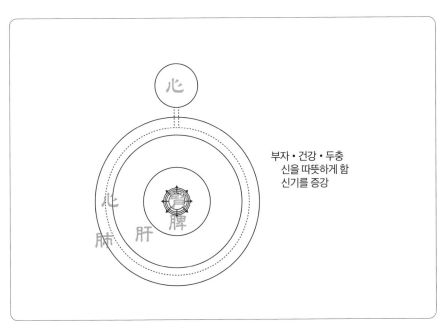

부자 · 건강 · 두충
신을 따뜻하게 함
신기를 증강

● 그림21 대방풍탕의 온신양(溫腎陽)

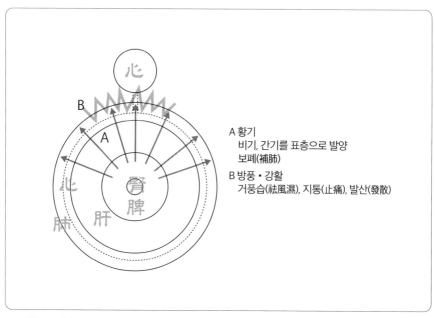

A 황기
 비기, 간기를 표층으로 발양
 보폐(補肺)
B 방풍 · 강활
 거풍습(祛風濕), 지통(止痛), 발산(發散)

● 그림22 대방풍탕의 간기증강

같은 약재의 건비보기작용(健脾補氣作用)을 사용하여 정기 보충을 도모합니다. 고열탈수에 따른 생체 음혈의 소모는 지황, 작약, 대조, 감초 같은 약재의 '양혈자음(養血滋陰)'을 통해 보충합니다. 당귀, 천궁, 우슬로 혈을 순환시키는 작용도 있습니다. (**그림23, 그림24**)

이렇게 대방풍탕에는 바이러스와 신기(腎氣)가 서로 투쟁하는 인체에 필요한 요소가 준비되어 있어, 이환 시 바로 사용하기 매우 적합합니다.

하지만, 이 구성은 신체기능 보강 위주이기 때문에, 실제 이환 시에는 간기(肝氣)의 공격성을 더욱 강화해 줄 필요가 있습니다. 그 때문에 마황이 필요합니다.

이환 초기에는 투쟁이 처음 시작되며 심한 열 생산이 나타나는 경우가 많고, 투쟁 부위도 비교적 표층에 머물러 있기 때문에 지나치게 나타나는

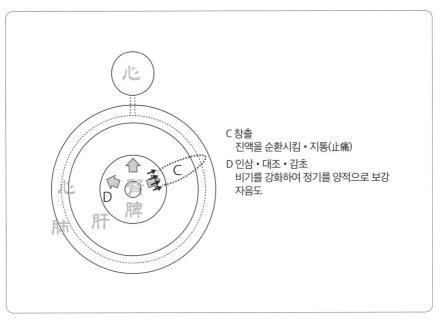

C 창출
　진액을 순환시킴 · 지통(止痛)

D 인삼 · 대조 · 감초
　비기를 강화하여 정기를 양적으로 보강
　자음도

●그림23 대방풍탕의 건비보기(健脾補氣)

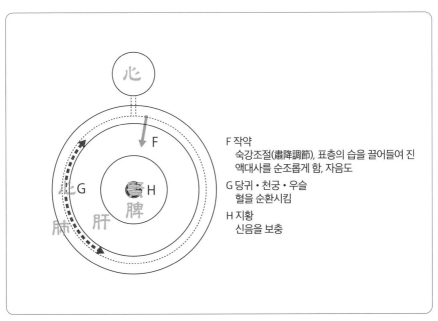

F 작약
　숙강조절(肅降調節), 표층의 습을 끌어들여 진
　액대사를 순조롭게 함, 자음도

G 당귀 · 천궁 · 우슬
　혈을 순환시킴

H 지황
　신음을 보충

●그림24 대방풍탕의 양혈활혈(養血活血)

열의 폐해를 조절하기 위해 표층의 열을 식히는 석고를 사용하여, 마황과 석고를 함유한 마행감석탕이나 여기에 상백피를 추가한 오호탕을 선택하게 됩니다. (그림25, 그림26)

대방풍탕은 원래 관절질환에 사용하도록 고안된 처방으로, 방풍, 강활, 창출, 부자 등은 진통작용이 있습니다. 인플루엔자 바이러스감염증의 발열 시 두통, 체간통, 관절통 등에 작용하며, 사이토카인에 의한 전신 염증도 진정시키는 방향으로 작용합니다.

COVID-19에서는 사이토카인 폭풍이 주요 병태 중 하나이며, 그 때문에 자가면역을 억제해야 한다는 의견도 있으나, 면역 그 자체가 나쁜 것은 아니며, 면역 과잉이나 혼란이 문제를 일으키는 것입니다. 건강한 면역이야말로 바이러스와 싸우는 가장 좋은 수단이기 때문에 이(裏)의 면역을 담당하는 신기를 무작정 억누를 것이 아니라, 정돈해 가는 것이 치료에 좋습니

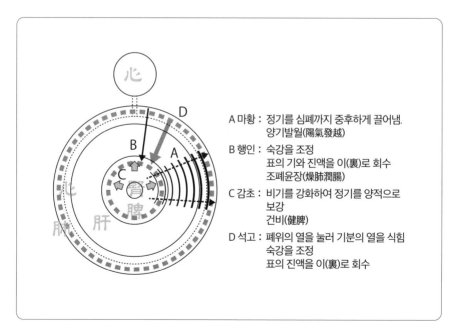

A 마황 : 정기를 심폐까지 중후하게 끌어냄.
　　　　양기발월(陽氣發越)

B 행인 : 숙강을 조정
　　　　표의 기와 진액을 이(裏)로 회수
　　　　조폐윤장(燥肺潤腸)

C 감초 : 비기를 강화하여 정기를 양적으로
　　　　보강
　　　　건비(健脾)

D 석고 : 폐위의 열을 눌러 기분의 열을 식힘
　　　　숙강을 조정
　　　　표의 진액을 이(裏)로 회수

●그림25 마행감석탕

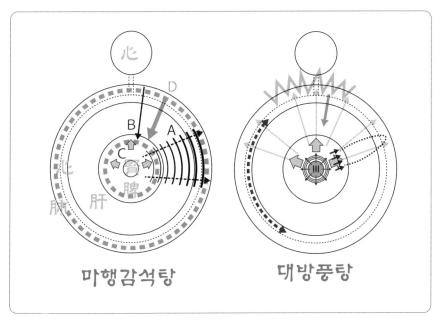

●그림26 이환 초기 치료약

다. 알레르기나 결합조직질환 같은 자가면역질환의 병태는 동양의학적으로 신기(腎氣)의 혼란으로 해석할 수도 있으므로, 신기를 정돈하는 치료를 하게 됩니다. 그 대표적인 처방이 대방풍탕과 독활기생탕입니다.

일본에서 출시된 대방풍탕 엑기스제 첨부 문서의 '효능 효과'에는 '관절이 붓고 아프며, 마비, 강직되어 굴신이 어려운 다음 증상: 하지 류마티스관절염, 만성관절염, 통풍'이라 되어 있습니다.

③-2: 독활기생탕+마황부자세신탕+길경석고

독활기생탕은 ①-3에서 신기(腎氣)가 약한 사람의 예방약으로 사용했으며, 대방풍탕과 거의 비슷한 구성을 가지고 있습니다. 보신작용(補腎作用)이 있는 상기생이 추가되어 있고, 세신과 계피를 통해 보다 그 작용이 강화되어 있으나, 부자가 함유되어 있지 않으므로 부자를 함유한 처방을 함께 사용해야 합니다. 투쟁을 위해 마황도 가미해야 하므로 마황부자세신탕을 함께 사용합니다. 예방 시점에서 이미 이 조합을 사용했던 케이스도 있을 수 있으므로, 이 구성만으로는 불충분하다고 느껴질 때는 ④의 구성으로 변경하는 것도 한 방법입니다. (**그림27, 그림28**)

감염초기에는 투쟁에 따른 열이 과잉되지 않도록 하는 석고의 의의도 크기 때문에 길경, 석고를 병용합니다. 일본에서 출시된 길경석고 엑기스제 첨부 문서의 '효능 효과'에는 '기침 또는 화농'이라 되어 있습니다. (**그림29**)

③-3: 신이청폐탕

옵션으로 전신증상이나 인후 이하와 관련된 호흡기에는 불편감이 많지

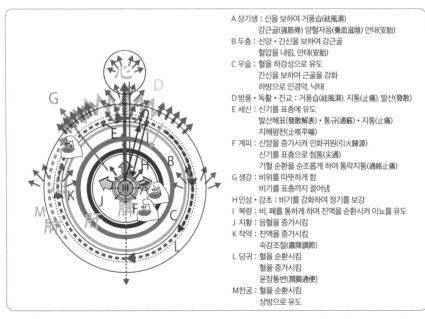

A 상기생 : 신을 보하여 거풍습(祛風濕)
　　　　　강근골(强筋骨) 양혈자음(養血滋陰) 안태(安胎)
B 두충 : 신양·간신을 보하여 강근골
　　　　혈압을 내림, 안태(安胎)
C 우슬 : 혈을 하강성으로 유도
　　　　간신을 보하여 근골을 강화
　　　　하방으로 인경약, 낙태
D 방풍·독활·진교 : 거풍습(祛風濕), 지통(止痛), 발산(發散)
E 세신 : 신기를 표층에 유도
　　　　발산해표(發散解表)·통규(通竅)·지통(止痛)
　　　　지해평천(止咳平喘)
F 계피 : 신양을 증가시켜 인화귀원(引火歸源)
　　　　신기를 표층으로 첨통(尖通)
　　　　기혈 순환을 순조롭게 하여 통락지통(通絡止痛)
G 생강 : 비위를 따뜻하게 함
　　　　비기를 표층까지 끌어냄
H 인삼·감초 : 비기를 강화하여 정기를 보강
I 복령 : 비, 폐를 통하게 하며 진액을 순환시켜 이뇨를 유도
J 지황 : 음혈을 증가시킴
K 작약 : 진액을 증가시킴
　　　　숙강조절(肅降調節)
L 당귀 : 혈을 순환시킴
　　　　혈을 증가시킴
　　　　윤장통변(潤腸通便)
M 천궁 : 혈을 순환시킴
　　　　상방으로 유도

●그림27 독활기생탕

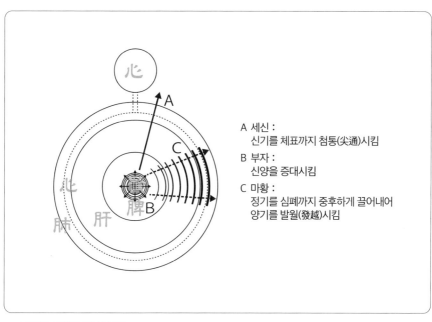

A 세신 :
　신기를 체표까지 첨통(尖通)시킴
B 부자 :
　신양을 증대시킴
C 마황 :
　정기를 심폐까지 중후하게 끌어내어
　양기를 발월(發越)시킴

● 그림28 마황부자세신탕

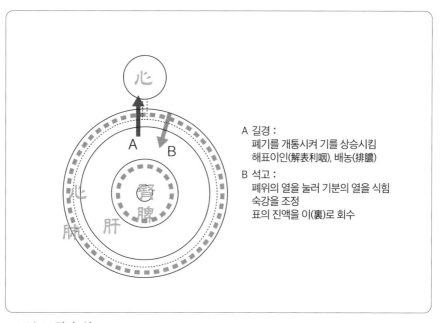

A 길경 :
　폐기를 개통시켜 기를 상승시킴
　해표이인(解表利咽), 배농(排膿)
B 석고 :
　폐위의 열을 눌러 기분의 열을 식힘
　숙강을 조정
　표의 진액을 이(裏)로 회수

● 그림29 길경, 석고

않고, 비교적 얕은 부위인 비강과 구강 경계에서 얼얼한 불편감이나 염증의 존재를 느낄 수 있는 상태는 투쟁부위가 매우 얕은 곳에 머물러 있다고 생각할 수 있으므로 마행감석탕이나 길경, 석고 대신에 신이청폐탕 사용을 추천합니다.

석고를 함유하며, 황금, 비파엽, 산치자, 승마, 신이가 청열해독작용(淸熱解毒作用)을 하여 표층 외사를 공격하는 요소로 유효하게 작용합니다. 지모가 신(腎)을 윤택하게 하여 과잉된 열을 제어하고, 맥문동, 백합이 폐(肺)를 윤택하게 합니다. 대방풍탕이나 독활기생탕+마황부자세신탕 등의 기초처방에 공격요소를 추가로 제공하여, 꽤 표층인 상인두부에서의 투쟁이 일어나고 있을 때, 바이러스 처리를 기대해 볼 수 있습니다. (**그림 30~34**)

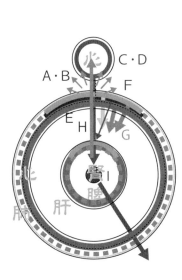

A 신이 : 폐경에 들어가 풍사를 발산
콧구멍을 통하게 함
위중양기(胃中陽氣)를 두부에 도달시켜
두통을 진정시킴

B 승마 : 발산(發散) · 투진(透疹) · 승양(升陽) ·
청열(淸熱) · 해독(解毒)

C 맥문동 : 폐 · 위 · 심을 윤택하게 하여 숙강을 조정함

D 백합 : 폐 · 심을 윤택하게 하여, 폐 · 심의 열을 식힘
지해(止咳) · 지혈(止血) · 청심(淸心) · 안신(安神)

E 황금 : 상초열(上焦熱)을 잡음

F 비파엽 : 폐를 청열(淸熱), 폐기를 숙강

G 석고 : 폐위의 열을 눌러
숙강을 조정
표의 진액을 이(裏)로 회수

H 산치자 : 심과 상초의 울열과 습열을 끌어내려 소변으로
배설

I 지모 : 신음을 보하여 신을 식힘
신에서 상승한 울열을 식힘

● 그림30 **신이청폐탕**

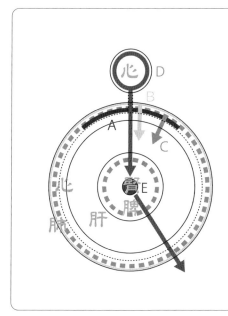

A 황금 : 상초열을 잡음
　　　폐영역의 실열(實熱)을 청열(淸熱)
　　　감염과 염증으로 인해 발생한 열을 해소
　　　외사에 대한 항균작용
　　　고한약(苦寒藥)이면서 조성(燥性)도 있음
　　　　→ 습열에 대응가능

B 비파엽 : 폐를 청열
　　　　폐기를 숙강

C 석고 : 폐위의 열을 눌러 숙강을 조정
　　　표의 진액을 이(裏)로 회수

D 산치자 : 심과 상초의 울열과 습열을 끌어내
　　　려 소변으로 배설

E 지모 : 신음을 보하여 신을 식힘
　　　신에서 폐나 심으로 상승한 울열을
　　　식힘

● 그림31 신이청폐탕의 청열성분

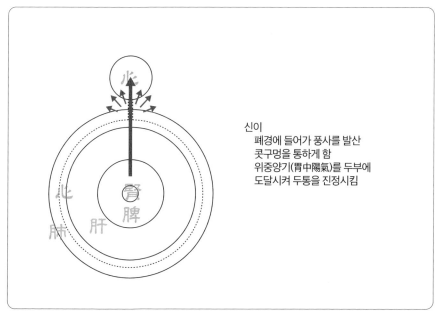

신이
　　폐경에 들어가 풍사를 발산
　　콧구멍을 통하게 함
　　위중양기(胃中陽氣)를 두부에
　　도달시켜 두통을 진정시킴

● 그림32 신이의 작용

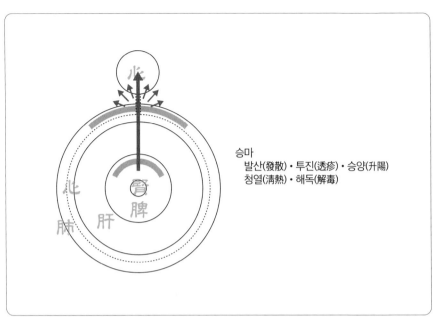

승마
　발산(發散) · 투진(透疹) · 승양(升陽)
　청열(淸熱) · 해독(解毒)

●그림33 승마의 작용

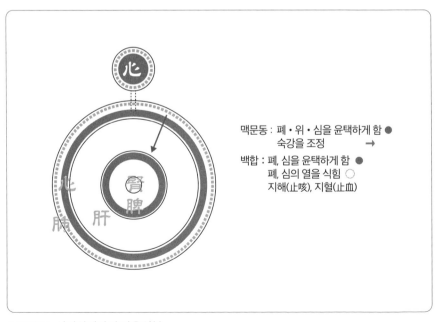

맥문동 : 폐 · 위 · 심을 윤택하게 함 ●
　　　　 숙강을 조정　　　　　　　 →
백합 : 폐, 심을 윤택하게 함 ●
　　　 폐, 심의 열을 식힘 ○
　　　 지해(止咳), 지혈(止血)

●그림34 신이청폐탕의 자음성분

56

일본에서 출시된 신이청폐탕 엑기스제 첨부 문서의 '효능 효과'는 '축농증, 만성비염, 코막힘'입니다.

지금까지 설명한 ③은 속공이 생명입니다. 증상이 급속히 악화 되는 것이 바이러스감염증의 특징입니다. 뭔가 조금 이상하다 싶으면 바로 약을 복용할 것을 추천합니다. COVID-19은 이환 타이밍을 읽어내기 어려운 것으로 알려져 있으므로, 조금이라도 불편감을 보이면, 명확한 증상이 나타나기 전부터 대응해 나가야 합니다. 본격적인 유행기이거나 유행지역에 있을 때는 먼저 약을 처방하여 가지고 있게 했다가 '왠지 걸린 것 같다!?' 싶으면 주머니에서 꺼내 바로 복용하는 방법으로 투약하는 것이 바람직합니다. 항상 주머니나 가방에 넣어 다니다가 언제든 꺼내서 쓰게 하는 이른바 '포켓요법'이라 할 수 있습니다.

③은 증상 발현 후 최대 첫 2~3일까지의 치료 전략입니다.

생체는 열을 생산하여 바이러스와 싸우기 때문에 석고를 사용하는 이 방법은 길게 지속할 수 없습니다. 상세한 내용은 F에서 설명하겠습니다.

④감염지속 시

④-1: 대방풍탕+신비탕 또는 독활기생탕+포부자+신비탕

③으로 치유되지 않고, 보다 내부로 투쟁 부위가 들어간 중증 시나 초기 단계에서부터 중증감이 있는 증례에는 석고를 빼서 식히는 것을 피하고, 장기전에 임할 수 있는 구성을 생각해 봐야 합니다.

보신(補腎), 건비(健脾), 양음(養陰) 효과를 가진 대방풍탕이나 독활기생탕+포부자를 기본구성으로 하고, 신비탕을 합방합니다.

독활기생탕과 신비탕을 조합할 때, 신비탕에는 마황이 들어있기 때문에 ③의 마황부자세신탕을 빼고, 부자를 포부자로 추가합니다.

신비탕은 마황, 행인, 감초 세 약재로 구성되는 삼요탕(三拗湯) 조합이 포함되어 있어 신체 내외를 연결하는 컨베이어벨트 같은 순환 골격을 갖추고 있는 처방입니다. 마황으로 외향적, 행인으로 하향적 순환을 형성합니다. 마행감석탕에서 석고를 뺀 구성입니다. 이는 기초처방(대방풍탕 또는 독활기생탕+포부자)으로 강화해 둔 신기(腎氣)와 기혈(氣血)을 효율적으로 생산부위에서 전신으로 제공하게 됩니다. 시호, 소엽으로 간기(肝氣)의 외향력을 강화함으로써, 삼요탕의 외향적 순환의 효율을 높임과 동시에 마황과 함께 외사(外邪)에 대한 공격력도 강화합니다. 후박, 진피는 신체 심부의 수(水) 순환을 정비합니다. 삼요탕의 행인과 함께 하방으로 순환을 유도합니다. 마황, 시호, 소엽이 외향적으로, 행인, 후박, 진피가 하향적으로 작용하여 신체 전체 기혈순환이 정비됩니다. ③의 구성은 초기이므로 공격을 위해 외향에 비중을 더 두었으나, ④에서는 투쟁 지속력 확보도 의식하여 표

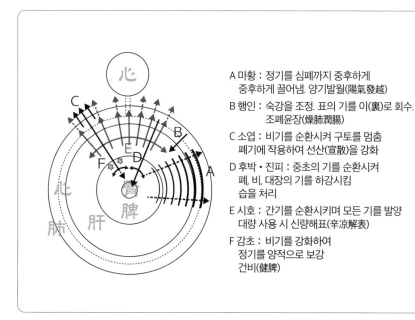

A 마황 : 정기를 심폐까지 중후하게
　　　　중후하게 끌어냄. 양기발월(陽氣發越)

B 행인 : 숙강을 조정. 표의 기를 이(裏)로 회수.
　　　　조폐윤장(燥肺潤腸)

C 소엽 : 비기를 순환시켜 구토를 멈춤
　　　　폐기에 작용하여 선산(宣散)을 강화

D 후박・진피 : 중초의 기를 순환시켜
　　　　폐, 비, 대장의 기를 하강시킴
　　　　습을 처리

E 시호 : 간기를 순환시키며 모든 기를 발양
　　　　대량 사용 시 신량해표(辛凉解表)

F 감초 : 비기를 강화하여
　　　　정기를 양적으로 보강
　　　　건비(健脾)

●그림35 신비탕

리(表裏) 순환을 보다 순조롭게 하기 위해 노력해 두었습니다. **(그림35)**

일본에서 출시된 신비탕 엑기스제 첨부 문서의 '효능 효과'는 '기관지천식, 기관지염'입니다.

- 초기부터 중증인 경우이거나 ③으로 개선이 되지 않는 3~4일째 이후
- 1일 3회 복용. 약 8시간 간격을 목표로. 복용간격은 꼭 지켜야만 하는 것은 아니므로, 수면을 보다 우선으로 합니다. 항생제처럼 수면 중 깨워서 복용시킬 필요는 없습니다.

  초기나 중증 시에는 4회까지 증량 가능합니다. (이 경우 약 4~6시간 간격. 수면을 우선으로 하여 유연하게 투약)
- 타미플루 같은 항바이러스제와의 병용은 불필요 또는 바람직하지 않다고 생각하나, 금기는 아닙니다.

바이러스가 세포에 침입한 후 일어나는 증식과 세포에서의 복제 방출을 억제하는 것이 항바이러스제라 불리는 약의 작용기전입니다. '신(腎)'에 작용하여 기능 억제 경향으로 작용해 가게 됩니다. 한방약을 이용한 바른 신기(腎氣)를 강화하도록 하는 치료 입장에서 보면 길항작용을 하는 꼴이 됩니다. 처음 타미플루를 도입했을 때, 청년층에서 이상행동이 나타나는 등, 정신적 측면에까지 영향(심신상교<心腎相交>의 영향일까?)을 미치는 듯한 분위기도 있었으므로 '바람직하지 않다'고 했습니다. 그렇지만 절대적으로 금기라고 할 만한 근거도 없으므로, 병의 상태(이미 투여된 경우 등)에 따라 판단하면 좋겠다는 의미에서 '금기는 아니다'라고 했습니다. 어떻게 보더라도 항바이러스제에는 생체기능을 보조 또는 강화하는 작용은 없으므로 동양의학적 관점에서 보면 '불필요'하다는 것이 표준이라고 생각합니다. 서양의학적으로 보아 효과를 충분히 기대할 수 있을 때는 병용해도 좋다고 생각하나, 적용할만한 시기를 벗어나는 등 적절한 투여상황이 아니라면, 위와 같은 이유에서 '바람직하지 않다'의 범주에 들어간다고 봅니다.

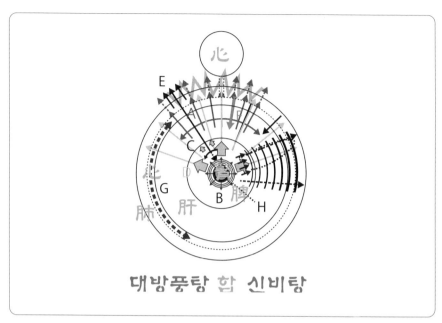

●그림36 증상발생 후 표준치료(대방풍탕+신비탕)

   ④의 구성을 사실상 "증상발생 후 표준치료"로 봐도 되리라 생각합니다. 예방이나 이환일자 등까지 고려하여 세밀한 단계적 대응이 불가능한 경우라면 포켓요법으로 처음부터 '대방풍탕+신비탕' 또는 '독활기생탕+포부자+신비탕' 구성을 사용해도 좋다고 생각합니다. (그림36)

④-2: 중증례

   이 책에서는 일반적인 외래를 담당하는 의사가(입원치료 시에도 충분히 활용할 수 있는 내용이기는 하나) 통원 또는 자택요양을 전제로 바이러스 감염자를 치료하는 전략으로서 각 환자의 특징을 따지지 않고 적용할 수 있는 보편적 치료법으로써, 기존의 한약처방을 사용하면 누구라도 실천 가능한 제언을 하고 있습니다.

중증 사례에도 충분히 적용할 수 있는 내용이라고 자부는 하고 있으나, 환자가 중증이 되었을 때에야 처음 등장시킬 치료개념이 아니라, 오히려 중증에 이르지 않도록 하여 생명을 지키는 수단으로 신기(腎氣)를 강화하는 치료법을 제안하고 있습니다.

　하지만, 신기와 관련된 대응을 제대로 하지 못했거나, 이런 방법을 사용했음에도 중증화되는 사례도 적지 않게 있으리라 생각합니다.

　지금까지 언급한 전략으로 모든 사람들을 구할 수 있을 것이라고는 애초부터 생각하지도 않았습니다.

　중국에서는 COVID-19의 폭넓은 병태에 '청폐배독탕(마황, 자감초, 행인, 석고, 계지, 택사, 저령, 백출, 복령, 시호, 황금, 반하, 생강, 자완, 관동화, 사간, 세신, 산약, 지실, 진피, 곽향)'을 골격으로 한 처방이 사용되며, 그 유효성이 논의되고 있습니다. 하지만, 중증례, 특히 생명이 위기에 직면한 상태에는 개개의 상태에 따른 세심한 대응이 필요하며, 그것이 가능해야 비로소 한방치료의 유용성이 드러날 것이라고 생각합니다. 지금까지 제가 소개해 온 원칙론과 개개 치료 시 유효했던 치료약의 공통부분을 간추려 내더라도, 그것을 그대로 임상현장에서 활용하기는 쉽지 않을 것 같습니다.

　각각의 증례에서 활용한 치료의 배경이 된 사고방식을 집약하는 것이 도움은 될 수는 있지만, 처방이나 약재구성 그 자체에 구애될 필요는 없지 않나 생각합니다.

　필자 자신이 생사의 경계에 있는 중증 사례를 입원 치료한 경험이 없으므로 이에 대해 제언은 어렵고, 만약 담당할 기회가 있다 하더라도, 한명 한명의 상태에 맞춰, 종횡무진으로, 개별 상태에 맞춘 치료법을 구사하게 되리라 생각합니다. 하지만, 그때, 결코 포기할 수 없는 방침이 생명을 구하기 위한 '신기(腎氣) 강화'라는 것은 확신하고 있습니다.

　그것이 바로 이 책에서 제시하고자 하는 전략의 핵심이기 때문입니다.

B-3. 치료 후

증상이 경감되면 마행감석탕이나 신비탕은 중지할 수 있습니다. 계속 복용하더라도 그다지 문제는 되지 않지만, 마황이나 시호 같은 공격요소는 정기(正氣)를 소모하는 측면이 있으므로, 그 필요성을 수시로 확인하여 사용하는 편이 좋다고 생각합니다. 결과적으로는 되도록 빠르게 종료하는 것이 가장 좋겠죠.

대방풍탕이나 독활기생탕+포부자 같은 기본처방 조합은 증상 소실 후에도 주위에 유행이 지속되고 있다면 1~2회/일로 계속 복용하는 것이 바람직합니다. 혹시 환자분이 이 처방조합을 더 이상 복용하기 어렵다고 느낀다면, 해당 환자의 몸이 이러한 처방조합 복용의 도움을 더 이상 필요로 하지 않게 되었다고 생각하여 중지하면 될 시기입니다.

증상이 발생했던 환자들은 이환되었던 점을 고려하면, 방어력 허약이 그 증상 발현의 배경에 있었을지도 모릅니다.

바이러스와의 싸움에 따른 소모를 회복시켜 정기허약을 보강하고, 방어의 의미에서, 그 후에도 보중익기탕으로 변경하여, 적절히 복용을 지속하는 것이 좋겠습니다. 배경에 신기(腎氣) 허약이 있는 사람이라면 독활기생탕을 지속 투여하는 것이 좋겠습니다.

C 필수 생활수칙

  몇 가지 생활수칙을 제안할 수 있겠는데, 1단계에서 3단계, 어느 단계이든지 공통적으로 꼭 필요한 것은 충분한 수면입니다.

  수면은 신기(腎氣)를 기르는 근원이며, 싸움을 위한 활력을 보충함과 동시에 싸움 현장에도 활력 그 자체를 제공하는 의의도 있습니다. 병사와의 싸움은 수면 중 진행됩니다. 그러니까 상태가 나빠지면 필연적으로 잠을 자게 됩니다. 중증이 되면 약해져서 잠을 자게 되는 것이 아니라, 싸움에 사용할 힘을 활용하기 위해, 신체활동을 최소로 묶어 두다 보니 잠으로 이어지게 되는 것입니다.

  신기를 높이기 위해서는 야간에 수면을 취하는 것이 가장 효율적이기 때문에 예방적 의의에서 일찍 취침하는 것이 가장 기본입니다. 외출을 자제하면서, 이른 시간에 취침하는 것이 가장 중요합니다. 약이 없을 때는 수면이 목숨을 구합니다. 복용한 약의 효과를 효과적으로 내게 하는 것도 수면입니다. 수면시간이 짧은 한방전략은 하나도 의미가 없습니다. 각자의 생활조건 하에서 가능한 '어쨌든, 빨리! 길게~' 잠을 자는 것을 목표로 삼읍시다.

  다음으로 꼭 필요한 것이 싱글벙글, 설레는, 밝은 기분입니다. 신기를 투쟁모드로 전환시키는 스위치를 누르는 것은 결국 밝은 기분입니다. 태양이 호수나 바다의 물을 따뜻하게 하듯이, 신체 속 태양에 해당하는 '심(心)'이 '신(腎)'을 따뜻하게 하고, 그 결과 신체의 심부에서 신기를 끌어올려, 몸 전체에 작용하게 합니다. 어두운 기분으로는 신체 심부도 차가워져 버려, 바이러스와 싸우지 못할 뿐 아니라, 바이러스를 불러들이게 됩니다.

  기분을 '가볍고, 밝고, 즐겁고, 적극적'으로 유지하는 전략도 중요합니다.

실천

..

　어느 날 아침 콧속이 얼얼하며 심한 통증이 있어 '혹시?'라고 생각하며, 대방풍탕+신이청폐탕을 치료적 입장에서 복용했습니다. 살짝 두통도 있고, 뭐랄까 (오한도 있었는데) 한기를 느껴 휴일인 관계로 복용 후 낮부터 제대로 한숨 잤습니다. 그날 밤에도 일찍 쉬자, 다음 날에는 완벽히 불편감이 사라졌습니다. 그 이후 비상사태가 선포되었고, 대방풍탕+신비탕+판람근 1일 2회 복용을 유지하고 있습니다. 코로나바이러스는 무증상 감염자가 많으므로, 유행 지역에서는 언제, 누가 걸려도 이상하지 않습니다. 따라서 본격 예방의 의미로 4단계 치료법 체제를 예방책으로 썼던 것입니다. 사실, 그보다 약 2주 전인 2020년 2월 23일. 오사카에서 집단감염이 발생한 라이브쇼 중 하나가 있던 날입니다. 그날, 저는 오사카에서 강사를 맡고 있는 정기 강좌, 다음 날은 시민강좌가 예정이 있어, 전날 밤부터 오사카에 갔었고, 강연 당일 그리고 다음 날까지 총 3일간 우연히 가까운 장소, 감염이 발생한 라이브하우스에서 1km 정도 안에 제가 있었습니다. 라이브하우스에 머물지는 않았지만, 오사카에서는 이미 관광버스 운전사 감염 사건이 있었고, 시중 감염이 있다 해도 이상하지 않은 상태였기 때문에, 코로나바이러스와 언제 어디서 접촉했을지도 모르는 상황이었습니다. 하지만 그날 이후 지금까지 건강히 잘 지내고 있습니다. 매주 예정되어 있던 일요일 강의가 전부 중지되어, 그것을 준비할 필요도, 토요일-일요일 간의 이동도 할 필요가 없어져, 한방약을 복용하며 매일 충분한 수면을 취하고 있습니다.

D 소아 투여량

    소아에게 한방 엑기스제를 사용할 때, 용량조절법은 대략 다음과 같습니다.

    2~3세까지는 성인 통상 용량의 1/2~1/3
    초등학교에 들어가기 전까지 성인 통상 용량의 2/3
    초등학교에 들어 간 뒤로는 통상 성인 1일 용량

    이상이 원칙적인 용량입니다. 실제 연령, 몸의 크기, 정기(正氣)의 기세 등, 망진 시 인상도 고려하여 결정하지만, 그다지 예민하게 생각할 필요는 없습니다. 양약처럼 체중에 맞춰 투여량을 계산할 필요까지는 없습니다.

    바이러스감염증 이환 시에는 병의 경과가 빠르므로, 우선 1회당 성인 통상 사용량 복용을 기본으로 하면서 약의 효과, 병의 상태, 부담 등에 따라 횟수나 용량을 조절합니다. 중증일 때는 생명을 구해야 하므로 성인 용량을 투여합니다.

    부자는 흔히 고령자에게만 사용하는 약으로 생각하기 쉬운데, 목숨을 구할 목적이라면 소아 바이러스감염증에야 말로, 신기(腎氣)를 일으켜 세우는 부자를 사용한 한방치료를 해야만 합니다.

왜 갈근탕이나 마황탕을 사용하지 않을까?

감기, 특히 증상이 극심한 독감에는 갈근탕이나 마황탕을 자주 사용합니다. 신종 바이러스감염증 예방과 치료 전략에 왜 이 처방을 사용하지 않은 것일까요?

E-1. 마황

갈근탕이나 마황탕의 주요 약재인 마황에는 정기(正氣)를 심폐(心肺)까지 중후하게 끌어내어 양기(陽氣)를 발월(發越)시키는 작용이 있습니다. 이것이 '폐(肺)'의 기능을 도와, 방어기능, 면역기능을 돕게 되며, 감기에 효과적인 것입니다. 본서의 전략에서도, 마황은 공격요원으로서 중요한 역할을 담당하고 있습니다.

하지만, 갈근탕이나 마황탕의 구성을 보면, 표층기능 강화에 초점이 맞추어져 있기 때문에 '신(腎)'이나 '비(脾)' 등 이(裏)의 기능에 대한 배려가 거의 없습니다. 또한 음액 소모에 대한 배려도 그다지 되어 있지 않습니다. 정기 강화는 보조적인 것이고, 외사(外邪)와의 싸움을 적극적으로 강화하는 구성에 해당합니다. (그림37, 그림38)

이렇게 정기를 표(表)로 끌어내는 작용은 정기를 소모시키게 됩니다. 한방진료 시에는 체력에 따라 한방약을 나눠 사용하는데, 마황을 함유한 마행감석탕이나 소청룡탕은 정기가 충실한 사람에게 사용되며, 체력이 약한 사람에게 흔히 쓰이는 마황부자세신탕 마저도 병 초기에만 사용할 수 있는 것은 마황의 정기에 대한 부담을 고려한 것입니다.

이러한 처방들이 바이러스감염증에 무효한 것은 아니며, 오히려, 신기

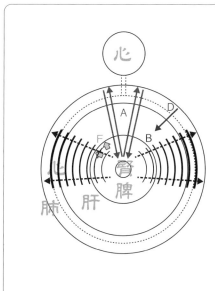

A 계피 : 신기를 체표까지 첨통(尖通)시킴.
또한 인화귀원(引火歸源)

B 마황 : 정기를 심폐까지 중후하게 끌어냄.
양기발월(陽氣發越)

D 행인 : 숙강을 조정. 표의 기(氣)를 이(裏)로
회수

F 감초, 대조 : 비기를 강화하여 정기를 양적으
로 보강. 건비(健脾) · 양음(養陰)

●그림37 마황탕

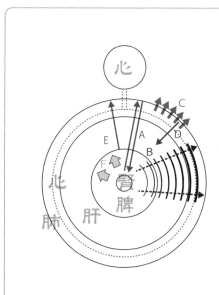

A 계피 : 신기를 체표까지 첨통(尖通)시킴. 또한
인화귀원(引火歸源)

B 마황 : 정기를 심폐까지 중후하게 끌어냄.
양기발월(陽氣發越)

C 갈근 : 선산증강(宣散增强).
신량해표(辛凉解表, 진액을 늘림)

D 작약 : 숙강을 조정. 표의 진액을 이(裏)로
회수 (진액을 늘림)

E 생강 : 비기를 표층에 상승발산시킴

F 감초, 대조 : 비기를 강화하여 정기를 양적으
로 보강. 건비(健脾) 양음(養陰)

●그림38 갈근탕

E 왜 갈근탕이나 마황탕을 사용하지 않을까 ? **67**

(腎氣)나 비기(脾氣)가 충실한 사람들에게는 이 처방들의 작용이 안에 축적된 힘을 일으켜 냄으로써 대부분의 전투력을 표층에 집결시키고, 표층의 싸움을 유리하게 만들어 가는데 큰 도움이 됩니다. 사실, 치료기간을 유의하게 단축시킨다는 근거도 이미 나와 있습니다. 하지만, 우리들이 바이러스감염을 두려워하는 것은 그로 인해 생명이 위협받을까 싶어서이며, 표층에 정기를 끌어내더라도 그것을 충분히 지탱해낼 수 있는 정도의 신체상태라면, 애초에 바이러스감염증에 따른 위기를 스스로 뛰어넘을 수 있지 않을까 생각해 봅니다.

이러한 처방들이 회복기간을 단축시키거나 경과를 가볍게 하는 것에 충분히 기대해 볼 수는 있겠지만, 이환 이후 닥쳐올 생명 위기 상황에서도 구세주 역할을 할 수 있을지는 의문입니다. 목숨을 지키기 위해 안에 남아 있어야 할 힘까지 끌어내어 버리는 역효과를 낼지도 모르기 때문입니다.

바이러스감염증 시, 위기에 처하게 되는 사례는 표층뿐 아니라 심부의 방어와 관련이 깊은 신기허(腎氣虛)가 그 배경에 있어, 정기(正氣)가 압박을 받고 있기 때문에, 마황제를 사용해서 '신(腎)'이나 '비(脾)'에 부담을 걸어주는 것은 생명력의 여유 힘을 빼내어 생명의 위기를 보다 가중되게 할 수 있으므로, 그런 병태에 마황을 사용할 때는 신기나 비기를 강화할 수 있는 수단을 함께 고려하는 것이 중요합니다. 사망의 위험에서 구해내기 위해서는 신기 강화가 꼭 필요하다고 생각합니다.

E-2. 계피

신종 바이러스감염증에서 걱정되는 것은 병사와의 싸움에 의한 정기 소모뿐 아니라, 바이러스의 특성에 따라 유전자 수준까지 침습을 받는 것입니다. 동양의학적으로 말하자면 '신(腎)'에 침습이 일어나는 것입니다.

이 특성을 고려하면 갈근탕이나 마황탕에 함유된 계피의 존재가 바이러스감염 치료 관점에서는 마이너스로 작용할 지도 모른다고 생각합니다.

계피는 '신(腎)'의 열을 증강하는 작용이 있는데, 동시에 기혈(氣血)의 통로 중 가늘고 세밀한 부분까지 통하게 하는 통락(通絡)을 통해 신기를 체표까지 첨통(尖通)하게 하는 작용도 있으며, 동시에 표층에 떠올라 있는 신기를 역으로 '신'까지 끌어당겨 내려주는 '인화귀원(引火歸源)'이라 불리는 작용도 있습니다. 이러한 작용이 신체 심부에서 지켜져야 할 '신'을 체표로 통하게 하며, 인화귀원에 따라 표층에서 '신'까지의 통로를 제공하게 되어, 바이러스에게 '신'에 다다르는 문호를 열어주는 것이 될지도 모르기 때문입니다. (그림39)

정기가 충실한 환자는 이 진입로에 기세 충만한 신기가 공격모드로 가득 차 있어, 외사침입을 허용하지 않을 정도의 여유가 있으므로, 계피의 인화귀원을 그다지 신경 쓰지 않아도 될 것 같지만, '신(腎)'과 친화성이

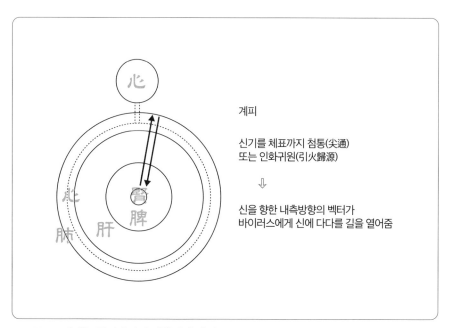

●그림39 계피는 독감예방에 적합하지 않다

높은 바이러스의 특성을 생각해 보면, 가능한 계피 사용은 피하는 것이 무난해 보입니다.

특히 이환 후 생명의 위기를 맞닥뜨리는 것은 신기(腎氣)가 허약한 사람에서 많으므로, 목숨을 지키자는 전략에서 보면, 마황탕이나 갈근탕 같이 계피를 다량 함유한 처방은 위험도가 높은 증례에는 예방적으로나 치료적으로나 사용을 피해야만 한다고 생각합니다.

추천 플로에 거론해 둔 독활기생탕에도 계피가 함유되어 있지만, 이 처방은 상기생, 두충, 지황 등에 의해 신기가 보강되고 있으므로, 그 정도로 폐해가 크지 않습니다. 하지만 계피가 함유되어 있다는 점은 기억해 둘 필요가 있습니다.

**고열을 동반하는 질환인데
어째서 청열약이 아니라 온열약인가?**

바이러스감염증은 증상 만 놓고 보면 '고열'을 보이는 질환입니다. 실제 현장의 대증요법에서도 고열일 때는 해열제를 사용합니다. 열과의 싸움이라 해도 과언은 아니므로, 증상이 나타나면 당연히 '일단, 식혀야만 한다'고 생각할 수 있습니다. 한방치료에서도 SARS 같은 고열을 보이는 바이러스감염증의 경우, 은교산 같은 청열해독약(淸熱解毒藥)을 사용한 치료도 합니다. 그런데 대방풍탕처럼 반대로 '따뜻하게 하는' 처방을 사용하면, 오히려 병의 상태를 악화시키는 것은 아닐까 의문을 가지실 수도 있겠습니다. 하지만, 인플루엔자 바이러스는 한랭지에서 발생하여 북(서쪽)에서부터 일본에 도달하는 한랭사(寒冷邪)이며, 발열은 생체가 발열함으로써 바이러스에 대항하는 생체반응이라 생각할 수 있습니다. 오히려 발열을 보조함으로써 생체가 필요한 것을 강화할 수 있게 해주고, 병사를 해결하는 작전을 취하는 것입니다. '이열치열'에 해당하는 사고방식입니다. 본서에서 소개한 추천 플로는 약으로 병원체를 공격하자는 발상이 아니라, 병원체와 싸우는 신체기능을 강화하고, 그 몸의 힘을 빌려 공격하자는 발상에 기초하고 있습니다. 일반적인 감기에도 한방치료에서는 발열 시 해열제를 사용하여 강제적으로 열을 내리지 않고, 마황, 계피 같은 약재를 사용하여 정기(正氣)를 표층으로 불러올려, 오히려 발열을 촉진하고 발산(發散)을 통해 감기를 해결합니다.

다음으로 맹독성 바이러스와의 싸움은 일반적인 감기보다 생명에 직접 관련된 싸움이기 때문에, 열을 식힘으로써 생체활동을 억누르기보다는 오히려 발열을 도와 목숨을 지키자는 것입니다. 고전적으로도 감염증과의 싸움이 생사를 가르는 종국에는 몸을 따뜻하게 하기 위해 사역탕(부자, 건강, 감초)을 사용합니다. 사역탕의 구성 약재는 대방풍탕에 모두 들어 있습니다. 곧, 발열하더라도 중증일 때는 제대로 발열할 수 있도록 발열을 돕는 것이 중요한 것입니다.

하지만, 단기간에 고열화하여 정기를 소모하는 바이러스감염증의 경우, 발열이 신기(腎氣)를 압박하여 목숨을 빼앗기도 합니다. 발열을 할 수 있도록 도우면서도 동시에 발열에 견뎌 소모된 신체를 회복시킬 수 있는 도움도 필요하며, 그를 위해 음(陰)을 보하고, '비(脾)'를 보하면서 온양(溫陽)하는 것이 필요한 것입니다. 그 점에서도 온신(溫腎)뿐 아니라, 음(陰)을 보하는 성분, 비기(脾氣)를 강화하는 구성을 모두 가지고 있는 대방풍탕이나 독활기생탕+포부자가 격심한 바이러스와의 싸움에서, 싸움 그 자체를 도움과 동시에 생체의 소모에 대한 회복력 강화 수단도 함유된, 우수한 처방이라고 말할 수 있겠습니다.

추천 플로 사용 경험자의 코멘트: 대방풍탕의 반응 (외래진료를 하면서 느낀 점)

..

조류 인플루엔자(H5N1) 팬데믹을 걱정하던 때, 이 책의 기본이 되는 한방 전략을 여러 강연회에서 많은 의료인들에게 전달했습니다. 당시 이 사고방식에 따라 진료했던 의사들로부터 다음과 같은 경험담을 들은 적이 있습니다. 바이러스감염증 상황이라고 딱히 특정할 수는 없지만, 대방풍탕의 작용양상을 쉽게 파악할 수 있는 내용이라 생각하여 공유합니다.

올해 감기는 인후통, 마른기침, 인후부 까끌거림에서 시작하는 타입입니다. '인후부에 불편감'을 느낀 초기 시점에 대방풍탕을 복용하면, 우선 가슴이 따뜻해지고, 인후부 통증을 에워싸서 부드럽게 바이러스를 밖으로 빼내 버리는 느낌이 들고, 그 뒤 땀이 나는데, 반응이 좋으면 1번 복용 만으로 치유가 됩니다. '인후통이 있는 감기'라고 하면 마황부자세신탕을 제일 먼저 생각하는데, 마황부자세신탕 같은 예리함은 없지만 대방풍탕은 부드럽게 (땀을 지나치게 많이 내지 않고, 빈맥도 일으키지 않음), 마치 환부를 에워싸는 듯한 느낌으로 듣습니다.

올해 감기가 '관절 마디마디의 통증이 있어도, 고열은 없고, 나른함이 있다'는 점에서, 원 적응증이 '류마티스관절염'인 대방풍탕의 병태와 매우 비슷하다는 느낌을 받습니다.

최근 1개월 간, 감기 외래진료를 하면서 계속 처방해 본 결과, 50% 이상의 환자분들에서 효과가 있었기 때문에 대방풍탕을 계속 처방해 드리고 있습니다. 가족들에게도 권하고 있습니다.

초기뿐 아니라, 감기에 걸린 뒤 잘 낫지 않을 때도 대방풍탕은 복용하면, 그 이상 악화되지 않고, 부드럽게 치료 완결에 이를 수 있게 도와줍니다.

　감염되는 것이 두려워 격리나 피난이 시작되고, 접촉했다하면 끝이라며 '술래잡기' 같은 사태가 실제 사회에 등장하면서, 감염 그 자체로 사람들이 하나하나 쓰러지기도 전에, 그동안 사람들이 함께 결정해 둔 관습적 약속에 따라 움직이는 사회가 붕괴되어 가는 것을 목도하고 있습니다. 감염되더라도 증상이 발생하지 않는다면, 발생하더라도 경미하게 넘어갈 수 있다면, 역으로 병상에 눕게 되더라도 궁극적으로는 사망하지 않을 수 있다면. 이를 현실화할 수 있는 수단을 가지고 있다면, 감염되더라도 괜찮을 것입니다. 사회를 무너뜨릴 정도로 무서울 일도 없어질 것입니다.

　바이러스를 향한 치료법만 생각해서는 치료법이 없는 신종 바이러스일수록 무서운 것이 당연합니다. 하지만, 바이러스와 싸우는 것은 약이 아닌 우리 몸입니다. 우리 몸에 맞는 작용을 더해줄 수 있는 한방약은 바이러스와 싸우는 신체의 우수한 무기가 될 것이 분명합니다.

　이 책에서 소개한 한방전략이 신체를 일으켜 세움으로써 사람을 돕고, 목숨을 구하며, 사회를 구하는 수단으로써, 조금이라도 도움이 되길 희망합니다.

우리의 삶은 2020년 1월 코로나19를 기점으로 너무도 많이 변했습니다. 팬데믹, 사회적 거리두기, 뉴노멀 … 2019년 12월까지 상상도 못했던 단어들이 우리 일상을 잠식하고 있습니다. 코로나19는 아직 끝이 보이지 않는데, 감염 전문가들은 앞으로 또 새로운 바이러스감염증이 발생할 것이라 경고합니다. 과학으로 무장한 각종 후보 치료제들의 임상시험 결과는 또 부정적으로 보고됩니다.

우리가 할 수 있는 것은 없을까요? 센토 세이시로 선생은 이런 상황에 전통 동양의학에서 주목했던 신기(腎氣)에 주목합니다. 바이러스를 공격하는 것이 아닌 우리 신체기능을 활용하여 코로나19는 물론 앞으로 다가올 각종 신종 바이러스감염증에 대처하자고 제안하고 있습니다. 지극히 동양의학적 사고입니다. 우리가 맞서고 있는 그리고 맞서게 될 신종 바이러스는 미지의 존재입니다. 지피지기(知彼知己)면 백전백승(百戰百勝)이라고 합니다만, 상대가 미지의 존재이면 이 작전은 그리 승산이 없습니다. 이럴 때, 우리에게 필요한 것은 자력갱생(自力更生)입니다. 센토 세이시로 선생의 추천 플로는 바로 우리가 그동안 사용해 왔던 한약처방이 이 자력갱생을 도울 수 있음을 역설합니다.

물론, 알 수 없는 적이기 때문에 그 무엇도 효과를 낼 수 없을지도 모릅니다. 하지만, 신종 바이러스가 우리가 긴 세월 구성해 온 사회전체를 흔드는 지금 무엇이라도 사용해 봐야 하지 않을까요? 더구나 오랜 세월 우리 곁에서 건강을 지키는 역할을 해 온 안전한 한약처방이니 밑져야 본전이라고 생각해도 좋지 않을까 생각합니다. 적어도 우리에게 미쳐질 해(害)는 없을 테니까요.

　이 책의 번역을 계기로, 뉴노멀의 시대, 새로운 감염질환의 시대의 일상에 전통 동양의학적 사고가 보다 일상화되길 기대해봅니다.

역자 **권승원**

한중일 동아시아 3국의 코로나19 한약치료지침 비교

..

2020년 3월 코로나19가 전 세계로 확산됨에 따라 세계보건기구(WHO; World Health Organization)는 결국 팬데믹 선언을 하기에 이르렀습니다. 이후 아직도 세계는 코로나19의 그늘에서 벗어나지 못하고 있으며, 2020년 11월 현재, 세계 제3차 유행을 앞두고 있습니다.

전통적으로 한약을 사용해 온 동아시아 주요국가(한국, 중국, 일본)는 모두 일제히 코로나19 관련 지침을 발표했습니다. 제일 먼저, 중국 정부가 출간한 "신종 코로나바이러스폐렴 진료방안(新型冠状病毒感染的肺炎诊疗方案)" 이 발표되었고, 이를 기반으로 한국 한의사협회가 출간한 "코로나바이러스감염증-19 한의진료 권고안", 일본 감염학회에서 발표한 "COVID-19 감염증에 대한 한방치료 방법(COVID-19感染症に対する漢方治療の考え方)"이 발표되기에 이르렀습니다. 모두 가장 경험이 많은 중국의 지침에 제안된 한약치료법을 따르면서도 각 국가의 약재상황, 제약상황을 고려하여 발표되었습니다.

중국은 동북아시아 전통의학의 종주국이자 강자답게, 그리고 코로나19 유행을 가장 먼저 겪은 뒤 바로 관련 치료방안을 제안했습니다. 한국은 의사와 한의사로 의사면허가 이원화되어 있다는 특수성, 여기에 보건복지부의 비협조에 따른 한의사 치료 참여제한이 이어지며, 현재 코로나19 전화상담센터 위주의 진료를 하고 있으며, 그 특성이 그대로 반영되어 있습니다. 치료 대상에 대해 자가격리 또는 생활치료센터 입소자 등 경증 환자 위주로 서술하고 있으며, 직접 치료에 참여하지 못하는 관계로 직접 진찰이 어려운 중증 환자에 대해서는 다른 국가의 지침과는 달리 변증처방보다는 통치방 처방을 하도록 권고 중입니다. 또한 중국 처방에 근거하면서도 현재 국내에 출시되어 있는 엑기스제를 활용하는 방식을 제안했습니다. 일본은 우리나라보다 보험적용 엑기스제가 많고, 품질이 좋은 편인 관계로 중국지침의 분류를 그대로 따르면서도 각 처방별로 일본 내 출시 제제를 활용하는 방안을 적극 제시해 두었습니다. 덧붙여 한중일 중 유일하게 예방처방으로써 "보중익기탕, 십전대보탕"을 제안해 두었습니다.

아래에 그 내용을 표 형태로 정리하여 "부록" 형태로 첨부합니다. 코로나19 한약치료에 관심이 있으신 분들에게 많은 참고가 되길 바랍니다.

예방(무증상 병원체 보유자 포함)

중국	추천사항 없음
한국	추천사항 없음
일본	보중익기탕 / 십전대보탕

통치방

중국	청폐배독탕 (마황 9, 자감초 6, 행인 9, 생석고 15~30<先煎>, 계지 9, 택사 9, 저령 9, 백출 9, 복령 15, 시호 16, 황금 6, 강반하 9, 생강 9, 자완 9, 관동화 9, 사간 9, 세신 6, 산약 12, 지실 6, 진피 6, 곽향 9)
한국	청폐배독탕 한국제약 상황에 따른, 엑기스제 조합 제안 갈근해기탕+소시호탕+불환금정기산 엑기스제 조합 대체 제안 비인후두 증상(비강건조, 구강건조, 인후통, 황색가래) 시, 소시호탕 대신 형개연교탕 기침증상이 심할 시, 소시호탕 대신 행소탕 누런가래가 있을 시, +시경반하탕 소화기증상 중 더부룩함 심할 시, 불환금정기산 대신 향사평위산

일본	청폐배독탕 일본제약 상황에 따른, 엑기스제 조합 제안 마행감석탕+위령탕+소시호탕가길경석고 엑기스제 조합 대체 제안

의학관찰기/경증초기/경증형

(증상이 가볍고, 영상에서 폐렴소견은 없는 상태. 권태감 위주의 증상)

중국	(1)소화기이상을 동반한 경우 곽향정기산 캡슐 (2)발열을 동반한 경우 금화청감과립, 연화청온캡슐(과립), 소풍해독캡슐(과립)
한국	(1)습증 곽향정기산, 곽박하령탕, 삼인탕, 달원음 가감 엑기스제의 경우, 갈근해기탕+불환금정기산 조합 (2)표열증 형방패독산, 구미강활탕, 은교산, 상국음, 갈근해기탕 엑기스제의 경우, 연교패독산+갈근해기탕 조합
일본	(1)소화기이상을 동반한 경우 향소산+평위산 엑기스제 조합 (2)발열을 동반한 경우 황련해독탕, 청상방풍탕, 형개연교탕 엑기스제 조합하여 사용 (3)오한을 동반한 경우 건강한 성인이나 소아, 갈근탕이나 마황탕 고령자나 권태감이 심한 경우, 마황부자세신탕

경형/경증중기/보통형 경증

중국	(1)한습울폐(寒濕鬱肺) 마황 6, 석고 15, 행인 9, 강활 15, 정력자 15, 관중 9, 지룡 15, 서장경 15, 곽향 15, 패란 9, 창출 15, 운령 45, 생백출 30, 초삼선 각 9, 후박 15, 빈랑 9, 초과 9, 생강 15 (2)습열온폐(濕熱蘊肺)빈랑 10, 초과 10, 후박 10, 지모 10, 황금 10, 시호 10, 적작약 10, 연교 15, 청호 10, 창출 10, 대청엽 10, 생감초 5
한국	(1)이열증(裏熱證) 도적강기탕, 청금강화탕, 마행감석탕+천금위경탕+소함흉탕 가감, 마행감석탕+청기화담탕가감, 마행감석탕+은교산 (2)습중증(濕重證) 이열증 치료+곽향정기산, 곽박하령탕, 삼인탕, 달원음 가감 엑기스제의 경우, 소시호탕+불환금정기산 조합
일본	(1)한습울폐(寒濕鬱肺) 마행감석탕+삼소음+평위산 엑기스제 조합 소화기 증상이 없거나 가벼우면, 월비가출탕+마황탕(대청룡탕 방의) 엑기스제 조합 (2)습열온폐(濕熱蘊肺) 형개연교탕+반하후박탕 엑기스제 조합 소화기증상이 심하면, 시령탕+평위산 엑기스제 조합

보통형/중등증기/보통형 중증

중국	(1)습독울폐(濕毒鬱肺) 마황 6, 행인 15, 석고 30, 의이인 30, 창출 10, 곽향 15, 청호초 12, 호장 20, 마편초 30, 노근 30, 정력자 15, 귤홍 15, 감초 10 (2)한습조폐(寒濕阻肺) 창출 15, 진피 10, 후박 10, 곽향 10, 초과 6, 마황 6, 강활 10, 생강 10, 빈랑 10

한국	(폐렴 확진 시) 변증치료보다는 통치방 사용 권고 청폐배독탕, 마행감석탕가감
일본	(1)습독울폐(濕毒鬱肺) 마행감석탕+죽여온담탕+의이인 엑기스제 조합 변비가 있으면, 상기 처방에 +대황감초탕 엑기스제 (2)한습조폐(寒濕阻肺) 오적산 엑기스제(통상 사용량의 2배량 사용)

중형/중증기/중증

중국	(1)역독폐폐(疫毒閉肺) *화습패독방* 마황 6, 행인 9, 석고 15, 감초 3, 곽향 10, 후박 10, 창출 15, 초과 10, 법반하 9, 복령 15, 생대황 5, 생황기 10, 정력자 10, 적작약 10 (2)기영양번(氣營兩燔) 생석고 30~60 (선전<先煎>), 지모 30, 생지황 30~60, 수우각 30 (선전<先煎>), 적작약 30, 현삼 30, 연교 15, 목단피 15, 황련 6, 죽엽 12, 정력자 15, 생감초 6
한국	(폐렴 확진 시) 변증치료보다는 통치방 사용 권고 청폐배독탕, 마행감석탕가감
일본	(1)역독폐폐(疫毒閉肺) 마행감석탕+오적산+대승기탕 엑기스제 조합 흡담곤란(吸痰困難)할 경우, 죽여온담탕+시함탕 엑기스제 조합 (2)기영양번(氣營兩燔) 형개연교탕+자음강화탕+길경석고 엑기스제 조합 소화기증상이 심하면, 시령탕+평위산 엑기스제 조합

위중형/최중증기/위급증(내폐외탈<內閉外脫>)

중국	인삼 15, 흑순편 10 (선전<先煎>), 산수유 15 소합향환 혹은 안궁우황환 병용
한국	삼부탕+소합향환
일본	죽여온담탕+시함탕 엑기스제 복만, 변비, 번조가 동반될 경우, 대승기탕

회복기

중국	(1)폐비기허증(肺脾氣虛證) 법반하 9, 진피 10, 당삼 15, 자황기 30, 백출 10, 복령 15, 곽향 10, 사인 6, 감초 6 (2)기음양허증(氣陰兩虛證) 남북사삼 10, 맥문동 15, 서양삼 6, 오미자 6, 석고 15, 담죽엽 10, 상엽 10, 노근 15, 단삼 15, 감초 6
한국	한의사 변증에 따른 처방 실시 엑기스제의 경우, 삼출건비탕+생맥산 조합 또는 청서익기탕
일본	추천사항 없음

참고문헌

1. National Health Commission & State Administration of Traditional Chinese Medicine. Diagnosis and Treatment Protocol for Novel Coronavirus Pneumonia (新型冠状病毒感染的肺炎诊疗方案).
http://www.kansensho.or.jp/uploads/files/topics/2019ncov/eng_clinical_protocols_v7.pdf
2. 대한한의사협회. 코로나 바이러스 감염증-19 한의진료 권고안(제2판).
http://www.nckm.or.kr/main/module/practiceGuide/view.do?guide_idx=125&progress=E&mds_code=&disease_code=&gubun=&code_gubun=mds&agency=&continent=&search_type=all&search_text=&sortField=add_date&sortType=DESC&viewPage=1&menu_idx=14
3. 小川 恵子. COVID-19 感染症に対する漢方治療の考え方 (改訂 ver 2).
http://www.kansensho.or.jp/uploads/files/news/gakkai/covid19_tokubetu2_0421.pdf.

이 책에 제시된 '처방 플로'를 구성하고 있는 처방내역을 다음과 같습니다. 길경석고(桔梗石膏, 일본 코타로사 엑기스제 용량), 포부자(炮附子, 일본 쯔무라사 조제용 제제 용량) 외 모든 내용은 《실용 한방처방집》(일본한방학회, 조기호 역, 신흥메드싸이언스)에 기반하였습니다.

모든 약재의 용량은 g(그램)이며, 제시된 용량은 1회 복용분(1일 3회 복용 기준에서 1회분)에 해당합니다.

길경석고(桔梗石膏)
길경 2.0 석고 5.0

대방풍탕(大防風湯)
당귀 3.0 작약 3.0 숙지황 3.0 황기 3.0 방풍 3.0 두충 3.0 백출 3.0 천궁 2.0 인삼 1.5 강활 1.5 우슬 1.5 감초 1.5 대조 1.5 건강 1.5 포부자 1.0

독활기생탕(獨活寄生湯)
독활 3.0 상기생 2.0 두충 2.0 우슬 2.0 세신 2.0 진교 2.0 복령 2.0 계피 2.0 방풍 2.0 천궁 2.0 지황 2.0 인삼 2.0 감초 2.0 당귀 2.0 작약 2.0

마행감석탕(麻杏甘石湯)
마황 4.0 행인 4.0 감초 2.0 석고 10.0

마황부자세신탕(麻黃附子細辛湯)
마황 4.0 세신 3.0 포부자 1.0

보중익기탕(補中益氣湯)
황기 4.0 인삼 4.0 백출 4.0 당귀 3.0 진피 2.0 대조 2.0 감초 1.5 시호 1.0 건강 0.5 승마 0.5

신비탕(神秘湯)
마황 5.0 행인 4.0 후박 3.0 진피 2.5 감초 2.0 시호 2.0 자소엽 1.5

신이청폐탕(辛夷淸肺湯)
신이 2.0 비파엽 2.0 지모 3.0 백합 3.0 황금 3.0 치자 3.0 맥문동 5.0 석고 5.0 승마 0.5~1.0

옥병풍산(玉屛風散)
황기 6.0 백출 4.0 방풍 3.0

포부자(炮附子)
포부자 1.0

저자 프로필

센토 세이시로

센토클리닉 원장
의학박사
일본동양의학회 한방전문의, 일본내과학회 인정내과의

약력
1982년 도쿄의과치과대학 의학부 졸업
1986년 도쿄의과치과대학대학원 의학연구과, 생리학 수료
1985~87년 Harvard School Dept. of Anatomy & Cellular Biology 연구원
1987년 도쿄의과치과대학 의학부 조수
1990년 센토클리닉 개설(도쿄도 분쿄구 오츠카)
2006년 오사카시 후쿠시마구로 클리닉을 이전
2010년 일반재단법인 타카오병원 교토역전 진료소 소장으로 취임
2018년 센토클리닉을 재개(도쿄도 분쿄구 혼고)
　　　전후로 도립토시마병원, 니혼의과대학 부속 제1병원
　　　도쿄의과치과대학, 쥰텐도대학 등의 한방외래를 담당
　　　도쿄의과치과대학 비상근강사, 임상준교수
　　　쥰텐도대학 의학부 비상근강사 등을 담당하고 있다.

저서, 편저
《동양의학-'사람을 보는' 중국의학의 체계》(신세이출판사)
《독체술 동양의학의 건강진단》(쇼가쿠칸)
《한방으로 치료하는 아이들 아토피》(코단샤)
《독체술 체질판별 양생편/질병진단, 대책편》(노분쿄)
《표준동양의학》(카네하라출판)
《가정에서 할 수 있는 한방1~4》(노분쿄)
《최신 컬러도해 동양의학의 기본 체계》(세이토샤) 외

역자 프로필

권승원

경희대학교한방병원 순환신경내과 조교수
한의학박사, 한방내과전문의

신종 바이러스감염증 예방과
치료를 위한 한방진료전략

-감염질환으로 시작된 혼돈의 뉴노멀 시대를 극복할 새로운 제안-

2020년 12월 31일 1판1쇄 발행

지은이   센토 세이시로
옮긴이   권승원

발행인   최봉규
발행처   청홍(지상사)
출판등록 1999년 1월 27일 제2017-000074호

주소   서울 용산구 효창원로64길 6(효창동) 일진빌딩 2층
우편번호 04317
전화번호 02)3453-6111 팩시밀리 02)3452-1440
홈페이지 www.cheonghong.com
이메일   jhj-9020@hanmail.net

한국어판 출판권 ⓒ 청홍(지상사), 2020
ISBN 979-11-91136-01-2 93510

이 도서의 국립중앙도서관 출판시도서목록(CIP)은 e-CIP홈페이지(http://www.nl.go.kr/ecip)와
국가자료공동목록시스템(http://www.nl.go.kr/kolisnet)에서 이용하실 수 있습니다.
(CIP제어번호: CIP 2020050656)

새로 보는 방약합편方藥合編 〈전4권〉

황도연 원저 / 이종대 편저

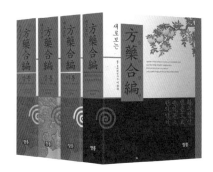

조선 말기 1885년 간행된 황도연 선생의《방약합편》은 지금까지 임상가들이 가장 많이 활용하는 한의학 편람서이다.《새로보는 방약합편》은 기존의《방약합편》에서 간명하게 기록한 부분을 현재의 시각으로 자세하게 설명하고 실제로 처방을 활용한 사례를 수록하였다.

값 320,000원 국배판(210*297) 3400쪽
ISBN978-89-90116-47-5(세트) 2012/3 발행

새로 보는 방약합편方藥合編상통上統

황도연 원저 / 이종대 편저

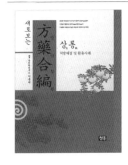

《새로보는 방약합편》의 제1권 상통은 주(主)로 보익(補益)하는 처방이다. 상통은 123종의 처방으로 구성되어 있으며, 총 2천44개의 사례 중 1천351개가 치험례의 구체적인 설명이 있다. 처방설명은 임상 활용에 초점을 맞추었다. 흔히 사용할 수 있는 병증을 나열했다.

값 80,000원 국배판(210*297) 912쪽
ISBN978-89-90116-48-2 2012/3 발행

새로 보는 방약합편方藥合編중통中統

황도연 원저 / 이종대 편저

제2권 중통은 주(主)로 화해(和解)하는 처방이다. 중통은 181종의 처방으로 구성되어 있으며, 총 1천571개의 사례 중 1천94개가 치험례의 구체적인 설명이 있다. 예전에 활용하지 않은 병증이라도 약성에 의거하여 현재 활용도가 높아졌다면 충분하게 설명했다.

값 80,000원 국배판(210*297) 912쪽
ISBN978-89-90116-49-9 2012/3 발행

새로 보는 방약합편方藥合編하통下統

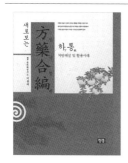

황도연 원저 / 이종대 편저

제3권 하통은 주(主)로 공벌(攻伐)하는 처방이다. 하통은 163종의 처방으로 구성되어 있으며, 총 1천202개의 사례 중 875개가 치험례의 구체적인 설명이 있다. 이러한 병증이 발생하는 기전과 해당 처방의 치료기전과 부작용이 발생한 예도 설명하고 있다.

값 80,000원 국배판(210*297) 840쪽
ISBN978-89-90116-50-5 2012/3 발행

새로 보는 방약합편方藥合編활투침선活套鍼線 외

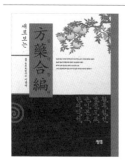

황도연 원저 / 이종대 편저

조선 말기인 1885년 황도연 선생의 뜻에 따라 출간된《방약합편》은 세월이 지날수록 수많은 임상가에게 애용되는 처방집이다. 실용성, 간결성, 임상활용의 편리성에서 볼 때 그 유(類)를 찾아볼 수 없는 특출하며,《새로보는 방약합편》은 설명하는 것에 중점을 두고 있다.

값 80,000원 국배판(210*297) 736쪽
ISBN978-89-90116-51-2 2012/3 발행

경락도해經絡圖解

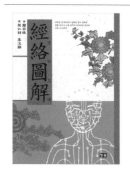

린윈꾸이 / 손인철 이문호

이 책《경락도해》는 한의학의 중요이론인 경락이론을 10년 동안 연구, 고증과정을 거치면서 당대 최고의 의가들이 직간접적으로 집필에 참여했고 다시 5년여의 기간 동안 수정과 보완 작업이 이루어졌다. 이 연구 성과와 공로를 인정받아 '과학기술성과상' 및 '세계전통의학상'을 수상하였다.

값 80,000원 사륙배판(257*188) 508쪽
ISBN978-89-90116-28-4 2007/5 발행

약징藥徵

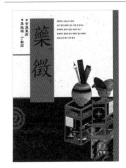

요시마스 토도(吉益東洞) / 이정환 정창현

1700년대에 활약한 일본의 대표적인 한의학자 요시마스 토도는 일본 의학을 중국 의학으로부터 탈피시켜 일본류의 의학으로 완성시키고, 맥진을 버리고 일본의 독창적인 진단법인 복진을 확립시켰으며, 복잡한 중국 의학을 간략한 일본식 한의학으로 변화시켰다.

값 35,000원 사륙배판(188*254) 252쪽
ISBN978-89-90116-25-2 2006/10 발행

임상침구학臨床鍼灸學

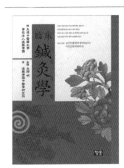

天津中醫藥大學, 學校法人後藤學園 / 손인철, 이문호

각종 질환을 치료하는 데 탁월한 침구가 치료할 수 있는 병의 가짓수도 상상 이상으로 많아서 거의 모든 병에 적용이 가능할 정도다. 《임상침구학》은 《황제내경》부터 현대의 저작에 이르는 역대의 수많은 의학서와 의가의 학설을 수용하여 새롭게 편집된 책이다.

값 70,000원 사륙배판(188*254) 744쪽
ISBN978-89-90116-46-8 2012/3 발행

본초정의本草正義

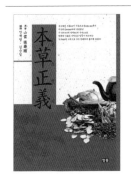

장산뢰 / 안세영 김순일

《신농본초경神農本草經》이 나온 후 수천 년의 세월을 거치며 숱한 의가(醫家)들이 축적해 온 본초학 지식은 방대하지만 서로 모순되는 주장도 많았다. 명의 장산뢰(張山雷)는 많은 의가들의 설을 참고하고 그 진위를 밝혀 혼란을 정리하려고 시도했다. 그 결과물이 바로 이 책이다.

값 65,000원 사륙배판(257*188) 624쪽
ISBN978-89-90116-35-2 2009/6 발행

내과 한방진료

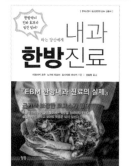

이와사키 코우 노가미 타츠야 요시자와 마사키 / 권승원

이 책은 되도록 최신 근거를 소개하면서도 실제 진료는 주로 경험론으로 구성했다. 저자 스스로의 경험이 기본이나 이번에는 《야마모토 이와오의 임상한방》에 큰 신세를 졌다고 했다. 한방 명의이나 한방을 서양의학의 언어로 이해하는 독자적인 길을 걸었기 때문이다.

값 28,000원 신국판(153*225) 162쪽
ISBN978-89-90116-01-7 2020/7 발행

현대 임상 온병학

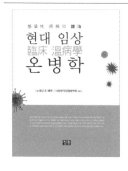

張之文 楊宇 / 대한한의감염병학회

이 책은 역대 의학자들의 감염성 질병 관련 학술이론과 질병치료 경험을 계승 발굴하고 현대 임상치료 중 얻은 새로운 경험과 지식을 결합하여, 감염성 질병의 변증론치와 이법방약을 체계적으로 기술함으로써 현대 감염성 질병의 치료를 효과적으로 이끌어 나가는 데 있다.

값 95,000원 사륙배판(188*257) 1120쪽
ISBN 978-89-90116-57-4 2013/12 발행

한약 암癌 치료

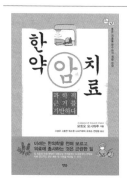

모토오 요시하루 / 고성규 고호연 박소정 사사키유이 유화승 전찬용

미래 한의학을 전혀 모르고 의료에 종사하는 것은 곤란한 일이 될 수도 있다. 암 치료, 특히 혼합 병태인 약물요법 부작용에는 다성분계(多成分系)인 한약에 따른 전인적인 진단, 예방 및 치료를 제안할 수 있다. 이 책은 약물요법에 더해, 수술 후 체력 저하나 림프부종 등…

값 25,000원 신국판(153*225) 224쪽
ISBN 979-11-91136-00-5 2020/11 발행

플로차트 한약치료

니미 마사노리 / 권승원

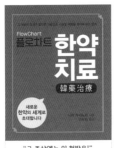

이 책은 저자의 의도가 단순하다. 일단 실제 임상에서 정말로 한약을 사용할 수 있게 하기 위한 입문서다. 그래서 한의학 이론도 한의학 용어도 일절 사용하지 않았다. 서양의학 치료로 난관에 부딪힌 상황을 한약으로 한번쯤 타계해 보자는 식의 사고방식이다.

값 17,700원 사륙변형판(112*184) 240쪽
ISBN978-89-90116-77-2 2017/8 발행

플로차트 한약치료2

니미 마사노리 / 권승원

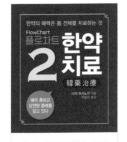

기본 처방에 해당되는 것을 사용하면 될 것을 더 좋은 처방이 없는지 고민한다. 선후배들이 그런 일로 일상 진료에 고통을 받는 것을 자주 목격했다. 2권은 바로 매우 흔하고, 당연한 증례를 담고 있다. 1권을 통해 당연한 상황에 바로 낼 수 있는 처방이 제시되었다.

값 19,500원 사륙변형판(120*188) 256쪽
ISBN 978-89-90116-87-1 2019/2 발행

한방내과 임상 콘퍼런스

오노 슈지 / 권승원

한방의학은 이 종합진료과와 유사한 의료 진단 치료 행위를 가지고 있다. 여러 질환이 병존하여 특정 전문진료과 만으로 대응하기 어려울 때 이 종합진료과가 존재 의의를 가지기 때문이다. 또한 종합진료과는 '불명열'처럼 원인을 잘 모르는 질병 치료에 장점이 있다.

값 28,000원 국판(150*210) 334쪽
ISBN978-89-90116-80-2 2018/4 발행

간단 한방처방

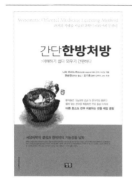

니미 마사노리 / 권승원

과학이 발전하고 진보했어도 과거 한의학의 지혜나 예술적인 지혜를 아직 수치화할 수 없다. 서양의학적인 진료에서는 환자를 보지 않고 검사치나 진단리포트를 보는 경우가 많다. 저자는 체험을 통하여 아주 논리적으로 한의학은 좋은 양생 중에 하나라는 것을 납득시켜는 책이다.

값 18,000원 신국판(153*225) 200쪽
ISBN978-89-90116-64-2 2015/1 발행

간단 한방철칙

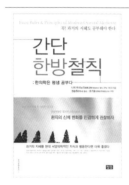

니미 마사노리 / 권승원

저자는 복용하던 양약은 부디 끊지 마라. 그렇지 않으면 증상이 악화되었을 때, 한방처방이 악영향을 미친 것인지, 양약 중단이 증상을 악화시킨 것인지 판단할 수 없다는 것이다. 한약과 양약 그리고 한방의 소소한 이야기 195가지를 아주 쉽게 풀어 쓴 책이다.

값 18,000원 신국판(153*225) 221쪽
ISBN978-89-90116-68-0 2015/10 발행

고령자 한방진료

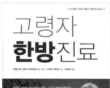
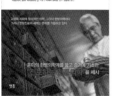

이와사키 코우 외2 / 권승원

서양의학의 사고방식과 우열을 비교하거나 서로 공존할 수 없는 것이라고 생각하지 않는다. 그렇지만 한방진료의 미래에도 이 책이 매우 중요한 역할을 하리라 생각된다. 고령자 한방진료는 최첨단 서양의학을 공부해 온 독자 여러분들이 이 책을 꼭 읽어보면 좋겠다.

값 18,500원 신국판(153*225) 176쪽
ISBN978-89-90116-83-3 2018/10 발행

상한傷寒, 갈등과 해소의 이론

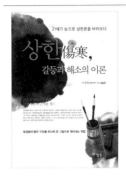

이정찬

현대적 시각에 맞게 실용적인 새로운 개념을 정립하는 것을 목표로 했으며, 따라서 상한론에 관한 제가설을 떠나서 독자적인 해석을 통해 전체 흐름을 정리하고자 했다. 또한 음양오행이나 영위기혈, 오운육기 등은 비록 황제내경으로부터 출발한 한의학 개념들이지만…

값 55,000원 국전대판(170*240) 752쪽
ISBN978-89-90116-62-8 2014/11 발행

응급질환 한방진료 매뉴얼

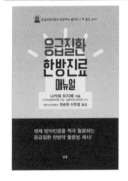

나카에 하지메 / 권승원 이한결

저자도 지금까지 오랜 기간 응급의료에 종사하였는데, 서양의학만으로는 해결할 수 없었던 증상을 한방치료 단독 혹은 병용으로 해결했던 경우가 헤아릴 수 없이 많다. 그렇게 모아 온 한방치험례도 이제 5000례를 넘었다. 그래서 이 책을 세상에 내놓게 되었다.

값 29,000원 신국판(153*225) 174쪽
ISBN 978-89-90116-99-4 2020/9 발행

상한금궤 약물사전

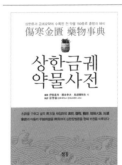

伊田喜光 根本幸夫 鳥居塚和生 외 / 김영철

한의학의 주요 원전인 《상한론》과 《금궤요략》의 처방에 사용된 약물 하나하나의 기원, 성분, 별칭, 성질 등을 광범위하게 조사 연구하고, 쓰임새에 따라 정리한 해설서다. 단순한 약물해설서가 아니라 상한금궤 두 고전에 초점을 맞추어 조사한 서적이다.

값 45,000원 사륙배판(188*254) 384쪽
ISBN978-89-90116-39-0 2011/3 발행

침구진수鍼灸眞髓

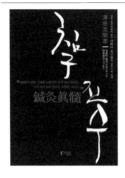

시로타 분시 / 이주관

이 책은 선생이 환자 혹은 제자들과 나눈 대화와 그들에게 한 설명까지 모두 실어 침구치료술은 물론 말 한 마디 한 마디에 담겨 있는 사와다 침구법의 치병원리까지 상세히 알 수 있다. 마치 사와다 선생 곁에서 그 침구치료법을 직접 보고 듣는 듯한 생생한 느낌을 받을 수 있을 것이다.

값 23,000원 크라운판(170*240) 240쪽
ISBN978-89-6502-151-3 2012/9 발행

경락경혈 103, 치료혈을 말하다

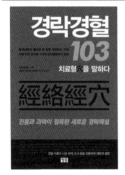

리즈 / 권승원 김지혜 정재영 한가진

경혈을 제대로 컨트롤하면 일반인들의 건강한 생활을 도모할 수 있음을 정리하였다. 이 책은 2010년에 중국에서 베스트셀러 1위에 올랐을 정도로 호평을 받았다. 저자는 반드시 의사의 힘을 빌릴 것이 아니라 본인 스스로 매일 일상생활에서 응용하여 건강하게 살 수 있다.

값 27,000원 신국판(153*225) 400쪽
ISBN978-89-90116-79-6 2018/1 발행

경락경혈 피로 처방전

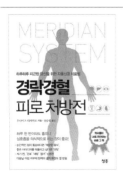

후나미즈 타카히로 / 권승원

경락에는 몸을 종으로 흐르는 큰 경맥과 경맥에서 갈려져 횡으로 주행하는 낙맥이 있다. 또한 경맥에는 정경이라는 장부와 깊은 관련성을 가지는 중요한 12개의 경락이 있다. 장부란 한의학에서 생각하는 몸의 기능을 각 신체 장기에 적용시킨 것이다.

값 15,400원 국판(148*210) 224쪽
ISBN978-89-90116-94-9 2019/9 발행

공복 최고의 약

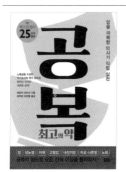

아오키 아츠시 / 이주관 이진원

저자는 생활습관병 환자의 치료를 통해 얻은 경험과 지식을 바탕으로 다음과 같은 고민을 하게 되었다. "어떤 식사를 해야 가장 무리 없이, 스트레스를 받지 않으며 질병을 멀리할 수 있을까?" 그 결과, 도달한 답이 '공복'의 힘을 활용하는 방법이었다.

값 14,800원 국판(148*210) 208쪽
ISBN978-89-90116-00-0 2019/11 발행

한의학 교실

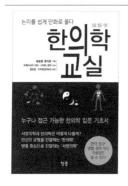

네모토 유키오 / 장은정 이주관

한의학의 기본 개념에는 기와 음양론 오행설이 있다. 기라는 말은 기운 기력 끈기 등과 같이 인간의 마음 상태나 건강 상태를 나타내는 여러 가지 말에 사용되고 있다. 행동에도 기가 관련되어 있다. 무언가를 하려면 일단 하고 싶은 기분이 들어야한다.

값 16,500원 신국판(153*224) 256쪽
ISBN978-89-90116-95-6 2019/9 발행

오운육기의학보감五運六氣醫學寶鑑

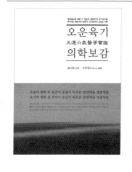

김장생(한의학박사)

우리나라의 운기의학은 조선시대 영조 때 윤동리의 『초창결草窓訣』을 시원으로 전승되어 오다가, 조원희의 『오운육기의학보감』에 이르러 육십갑자에 따른 운기방약편으로 실용화되었다. 『오운육기의학보감』은 우리나라 최초의 실용 운기서적이면서, 운기방약의 활용법이 기술되어 있다.

값 60,000원 사륙배판(188*257) 608쪽
ISBN978-89-90116-59-8 2014/6 발행